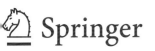

世图医学

肛肠外科实践

Practices of
Anorectal Surgery

[韩] 李东根　主编
Dong Keun Lee

王　琛　姚一博　崔　喆　主译

世界图书出版公司
上海·西安·北京·广州

图书在版编目（CIP）数据

肛肠外科实践 /（韩）李东根主编；王琛，姚一博，
崔喆译. —上海：上海世界图书出版公司, 2022.11
 ISBN 978-7-5192-7438-2

Ⅰ. ①肛... Ⅱ. ①李... ②王... ③姚... ④崔... Ⅲ.
①肛门疾病－外科学 ②直肠疾病－外科学 Ⅳ. ①R657.1

中国版本图书馆CIP数据核字（2022）第179232号

First published in English under the title
Practices of Anorectal Surgery
edited by Dong Keun Lee
Copyright © Springer Nature Singapore Pte Ltd., 2019
This edition has been translated and published under licence from
Springer Nature Singapore Pte Ltd.

书　　名	肛肠外科实践 Gangchang Waike Shijian
主　　编	[韩] 李东根
主　　译	王　琛　姚一博　崔　喆
责任编辑	邬佳媚
装帧设计	袁　力
出版发行	上海世界图书出版公司
地　　址	上海市广中路88号9-10楼
邮　　编	200083
网　　址	http://www.wpcsh.com
经　　销	新华书店
印　　刷	杭州锦鸿数码印刷有限公司
开　　本	787 mm × 1092 mm　1/16
印　　张	10.75
字　　数	200 千字
印　　数	1—1700
版　　次	2022 年 11 月第 1 版　　2022 年 11 月第 1 次印刷
版权登记	图字 09-2021-1038 号
书　　号	ISBN 978-7-5192-7438-2/R·637
定　　价	200.00 元

序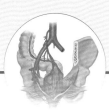

医学无国界，这是世人之共识，也是世界各国与地区从医人士的共同心愿、清晰理念。

大凡学术交流，除了论文、学术论坛诸多形式之外，译著更是各国与地区医者开展医学交流传播的主要途径与纽带。论文的交流相对比较局限，表达的只是一个病或一种疗法，优点是有纸质版可以长期保持；学术论坛往往是现场听，必要时仅留下一小部分重点的PPT版面，缺乏全面性；而专著相对更具全面性，一般都涵盖了相应的解剖、生理、病理章节，更多的是诸多病症最新最有效的疗法，供专业人士阅读，并促进临床。

由王琛、姚一博以及崔喆三位医学博士、专家、教授主译的《肛肠外科实践》一书，即将付梓出版，邀我为之写序，今欣然命笔而为。

学术专著的出版，我认为大体上分成两大类型。一种是由专家、专业人士组成一个编写团队，有主编、副主编、编委之分。编写内容、编写体例可以按需自定，只要有读者，有市场即可。然而要将专著写得贴切、编得精粹、够得上权威，则需充分筹划、严密构思、费神费脑花气力，写成的专著就自然会拥有大市场、好评价。另一种则是在获得了版权之后，由专业人士翻译而成的"译著"。"译著"有现成的原著，无需译者去构思如何编纂撰写，看上去似乎很省力。然而"译著"能成而出版，却一丁点都不省心，确存有极大的困难。原因有三。其一，原著的知识产权不能有丝毫的侵犯。其二，原著所论述的原意不能随意改动与调整。其三，对病症的描述，不同的国家文字，无论是"字"义"词"意以及语法，都有相当程度的区别。"译著"译成的一段表述内容既要让译者本国的专业读者读来顺畅，又不能加入译者的意愿而改变了原著的原表述，是有相当大的难度。所以一本"译著"对译作者的专业功底的要求非常高。

《肛肠外科实践》英文版原作者是韩国同行，今中文版由中国专业人士从英文版翻译而成。"韩"原作者与"中"译作者的英语水准必存"大同小异"之象。由此而必存在的翻译难度、难点一定不小不少。

我拜读了"译著"相关的篇章。当然更在意对相关病症的病因、病机分析、临床表现，以及各种治疗的描述。阅后，我很信服！很赞同！

让我深深钦佩的是：整个译作者团队有深厚的医学专业底蕴，有扎实的国学文字功底，有极高的专业英语水准。由此而诞生了一部高质量的医学专业"译著"。

在此，为王琛、姚一博、崔喆三位主译人以及整个团队点赞。希望除了有更好、更多的译作面世以外，更期待有我们中国专业人士深具专业特色、专业亮点、专业优势的原创著作问世，与各国专业人士分享中国的肛肠医学最新成果。

坚信你们一定能成功！

（上海市名中医）

2022年·夏

目 录

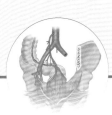

1 肛门直肠的解剖

郑椿植(Choon Sik Chung)

1.1 概述

  肛门直肠是消化道的末端,与泌尿生殖系统一起受肌肉、韧带和结缔组织保护并附着于骨盆,对粪便的储存和排泄有重要控制作用。直肠起自直肠乙状结肠交界处,向下穿过盆膈延续为肛管。直肠下1/3段位于腹膜外,被邓氏筋膜包围(图1-1)。通过内镜自下而上观察直肠腔内,依次可见三处皱襞(图1-2),称为Houston瓣,标识直肠从下而上分别按左—右—左方向迂曲上行。直肠中段与前侧腹膜反折位置齐平,距肛缘约7 cm。直肠下段比上段腔径显著扩大,故称为直肠壶腹[1-3]。

  对于肛管的定义,外科医生和解剖学家并不相同[4]。从肛缘到齿状线称为解剖肛管;外科肛管从肛缘至肛门直肠环平面,包含内、外括约肌和耻骨直肠肌,男性长度约4.4 cm,女性长度约4 cm,约和耻骨直肠肌上缘齐平[5]。肛门直肠环是位

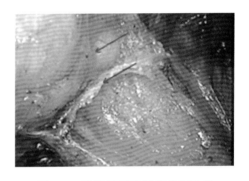

图1-1 腹腔镜下直肠癌前切除术中的邓氏筋膜(蓝线)、前列腺(红线)和直肠(绿线)

邓氏筋膜是位于直肠膀胱窝最低部分的膜性结构,它将前列腺和膀胱与直肠分开。

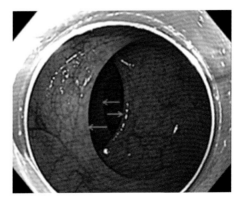

图1-2 直肠下段肠镜下Houston瓣
上部和下部向右弯曲,中部向左弯曲。

于直肠与肛门交界处的重要的肌性包绕结构,由耻骨直肠肌和外括约肌深部构成。直肠黏膜向肛门移行时变窄形成皱褶,称为肛柱。肛柱底部,黏膜皱襞形成类似口袋的结构,即为肛瓣。由于排列整齐的肛瓣看起来与牙齿相似,因此被称为齿状线。齿状线距肛缘约2 cm,对应内括约肌中部的水平[6]。齿状线从起源来讲是内胚层和外胚层的交界处。齿状线上下在组织学结构、直肠黏膜的神经支配、血管供应和淋巴回流都截然不同[7]。肛瓣底部有大约4~8个肛隐窝,多位于肛管后侧,肛腺的导管穿过内括约肌连接肛隐窝(图1-3)[1,6]。

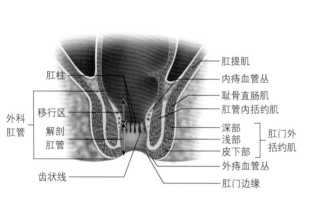
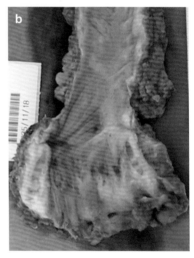

图1-3　外科肛管结构示意图及肛门直肠标本

(a) 外科肛管由内、外括约肌和耻骨直肠肌组成,从肛缘延伸至肛门直肠环。

(b) 切除的肛门直肠标本显示齿状线距离肛缘2 cm。

齿状线远端1~1.5 cm的黏膜由鳞状上皮组成。肛管黏膜依据位置不同,由三种不同上皮细胞组成:齿状线以上1 cm为柱状上皮,与直肠相似,并向下逐渐过渡为移行上皮和皮肤样上皮[8,9];齿状线和肛缘间的黏膜由中层鳞状上皮组成,但缺乏毛囊、汗腺等皮肤附属器;肛门外侧皮肤在肛周呈放射状皱纹,皮肤更厚,颜色更深,包含各类皮肤附属器,属角化分层鳞状上皮,与皮肤相同[10]。

1.2　肌肉系统

盆腔肌肉可分为三类:①骨盆附着肌肉;②盆底肌;③肛门括约肌。

1.2.1 盆底肌

闭孔内肌和梨状肌构成骨盆外边界,和肛肠疾病关系不大,但可能成为感染的途径。肛隐窝肛腺感染会延伸至肛管后深间隙,并扩散到坐骨直肠间隙或坐骨肛门间隙。

盆底(盆膈)是漏斗形的肌肉肌腱结构,受S₃~S₄神经支配,支撑腹膜和盆腔内的器官,有直肠肛管和泌尿及生殖道穿过盆底裂孔[11]。盆底肌附着于闭孔筋膜延续腱弓上,呈左右对称结构,由髂尾肌、耻骨尾骨肌和耻骨直肠肌组成骨盆中轴(图1-4)[12]。

耻骨直肠肌位于盆底肌的内侧,外括约肌深部上方。属于非横纹肌,强而有力,呈U形环绕肛管直肠交界处牵拉向耻骨后方,形成肛直角。其和外括约肌一

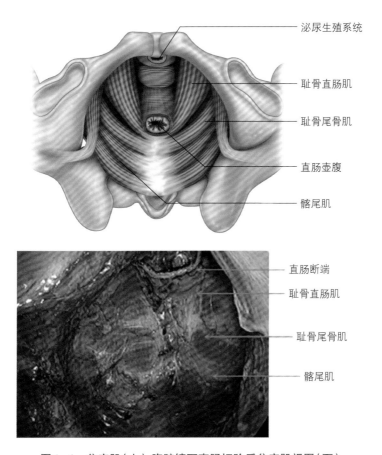

图1-4 盆底肌(上),腹腔镜下直肠切除后盆底肌视图(下)

样,耻骨直肠肌受直肠下神经和阴部神经支配[13]。在盆腔前侧,直肠、阴道、尿道和阴茎背静脉通过U形的耻骨直肠肌之间的空隙穿过盆底。耻骨直肠肌在排便时放松,肛直角增大、直肠变直以利排便。静息状态时盆底肌收缩并提拉盆底[7]。

耻骨尾骨肌起自闭孔筋膜的前半部分和耻骨后方,分别绕前后走行,与对侧接合形成肛尾韧带,并形成肛提肌裂孔。在分娩时,耻骨尾骨肌受损是导致女性盆腔器官脱垂的主要原因[11]。由于肛尾韧带的纤维呈交替排列,当肛提肌收缩时,可扩大肛提肌裂孔,防止内部结构被收紧。

髂尾肌位于盆筋膜后侧,为覆盖坐骨棘和闭孔内肌的菲薄肌层,它向内、后上延伸并附着于$S_4 \sim S_5$和肛尾韧带外侧。

1.2.2 会阴体

会阴体位于肛门前方,由会阴浅横肌、会阴深横肌、部分肛门外括约肌纤维和球海绵体肌纤维组成,将肛门与阴道隔开(图1-5)[14-16]。因此,括约肌损伤修复手术不仅要修复括约肌,而且还要修复会阴体。

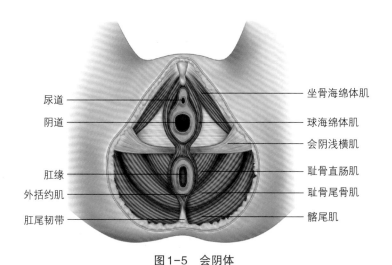

图1-5 会阴体
位于会阴中线,在泌尿生殖三角和肛门三角交界处的锥体状纤维肌肉结构。

1.2.3 肛门括约肌

肛门内、外括约肌是一个整体,但它们的功能和结构有很大的不同。内括约肌是直肠环肌在直肠下端增厚肥大所形成的平滑肌,长2.5~4 cm。内括约肌受从L5发出的自主交感神经和从S_2～S_4发出的副交感神经支配,在肛周超声上显示呈一个2～3 mm厚的低回声环[17]。肛门静息压的50%～85%由内括约肌产生,并在静止时保持肛门闭合[18,19]。相反,外括约肌由横纹肌构成,受阴部神经直肠下支支配。内括约肌止于外括约肌上缘远端约1 cm处,看似被外括约肌包裹着。肛门指检(digital rectal examination, DRE)时略有凹陷处,称为括约肌间沟。外括约肌分为深部、浅部以及皮下部。现在认为外括约肌是一片连续的骨骼肌。在肛门直肠交界处,外括约肌的深部与耻骨直肠肌相连,外括约肌的中部向后方延伸附着于尾骨的后侧,向前方延伸与会阴体横肌融合,超声和磁共振成像(megnetic resonance image, MRI)显示女性外括约肌的前侧延伸段长度较男性短[9,20,21]。

直肠外侧纵肌与肛提肌横纹肌在肛门直肠环处组成联合纵肌,向下走行于内、外括约肌间,穿过外括约肌皮下部形成肛门皱皮肌(图1-6)[22,23]。在某些情况下,由于排便时产生的剪切力和随年龄产生的退行性变导致联合纵肌发生改变,形成痔和肛门脱垂。同样,由于其网状分布结构,即使在痔切除术时损伤括约肌,对其功能影响也较小[24]。联合纵肌还向括约肌发出肌束形成组织分隔,有利于防止局部感染扩散或血栓形成。有些肌束可穿过内括约肌直接附着在肛瓣上,称为黏膜悬韧带,部分肌纤维穿过坐骨直肠窝和外括约肌形成膈膜[25]。

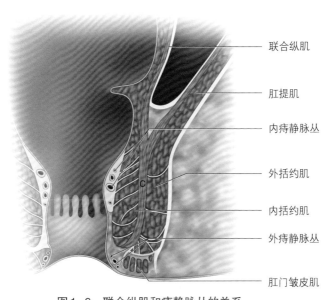

联合纵肌

肛提肌

内痔静脉丛

外括约肌

内括约肌

外痔静脉丛

肛门皱皮肌

图1-6 联合纵肌和痔静脉丛的关系
联合纵肌和内括约肌肌纤维将肛垫固定于内括约肌。

1.3 筋膜结构

筋膜结构是指导手术中切除平面以及肛周疾病,如脓肿引流途径的重要解剖标志。盆腔被脏层腹膜和壁层腹膜两层组成的盆腔内筋膜包围,脏层腹膜是薄而透明的膜性结构,保持了直肠系膜完整。脏层和壁层腹膜之间的间隙被称为Holy平面[26],当打开骶岬,在两层腹膜间(直肠后间隙)疏松的结缔组织中没有血管,是游离直肠后壁的解剖平面,能确保术中不出血[4,27-29]。直肠固有筋膜与骶前筋膜在肛门直肠交界处上方3～5 cm处融合形成Waldeyer筋膜,手术时必须在其下方进行直肠的完全清扫。直肠固有筋膜在直肠前方腹膜反折两侧增厚,形成包含盆腔自主神经和直肠中动脉的侧韧带,连接直肠和盆腔侧壁[30]。从侧面观察,直肠外侧与骨盆壁之间被腹下神经、盆神经丛和髂内动脉分开。邓氏筋膜前部由两层腹膜融合而成,在男性,其将直肠与前列腺、精囊隔开,而女性则将直肠和阴道隔开[1,31]。

1.4 肛门直肠的间隙

直肠下段和肛周组织被肛提肌和肛门括约肌分为几个间隙,是治疗肛周脓肿和炎症扩散的重要解剖结构(图1-7)[32]。

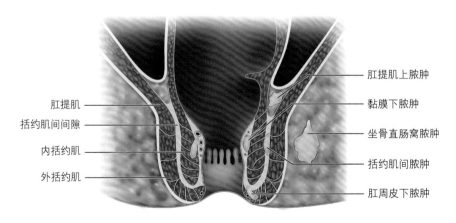

肛提肌 ———
括约肌间间隙 ———
内括约肌 ———
外括约肌 ———

——— 肛提肌上脓肿
——— 黏膜下脓肿
——— 坐骨直肠窝脓肿
——— 括约肌间脓肿
——— 肛周皮下脓肿

图1-7 肛门直肠间隙的组成

肛门直肠间隙由肛提肌和肛门括约肌组成,包括坐骨直肠间隙、肛周间隙、括约肌间间隙、黏膜下间隙、肛管后浅和后深间隙、肛提肌上间隙和直肠后间隙。

1.4.1 肛周间隙

肛周间隙是包裹着肛管远端并向外侧延伸到臀部的皮下脂肪。在肛周间隙，外痔静脉丛与上方的内痔静脉丛在齿状线相连。肛周间隙是内、外括约肌和肛门皱皮肌的最低部位，肌肉纤维能作为分隔将血栓或脓肿局限在该区域。当血栓造成阻塞或感染形成脓肿时，随着压力的突然增加，患者的疼痛变得相当严重。

1.4.2 黏膜下间隙

黏膜下间隙位于齿状线上方，直肠远端黏膜下层和内括约肌之间的间隙，内含内痔静脉丛和黏膜肌层。

1.4.3 括约肌间间隙

括约肌间间隙位于内括约肌和外括约肌之间，内有肛腺并向下与肛周间隙相通。大部分肛周炎症在此间隙形成并扩散[19]。

1.4.4 坐骨直肠间隙

坐骨直肠间隙是肛门周围最大的间隙。然而，有别于其他肛周的间隙，坐骨直肠间隙上缘为肛提肌，内侧缘为外括约肌，外侧缘为闭孔筋膜，下缘为肛门与坐骨结节间的皮肤和筋膜，其间除了脂肪组织填充外，有来自Alcock管的阴部神经和阴部内动脉走行。在肛门后侧，肛管后浅部和深部间隙分别通向两侧坐骨肛管间隙，形成马蹄形脓肿[33]。

1.4.5 肛管后浅和后深间隙

肛管后浅间隙位于皮肤和肛尾韧带之间，而肛管后深间隙位于肛尾韧带深部。

1.4.6 肛提肌上间隙

肛提肌位于骨盆和腹腔之间，将骨盆分为肛提肌上间隙和肛提肌下间隙。

肛提肌上间隙通过闭孔内肌筋膜与坐骨直肠间隙相连,肛提肌上间隙脓肿可通过坐骨直肠间隙与肛周间隙相通。

1.5 肛门直肠的血管系统

1.5.1 动脉血供

直肠由骶正中动脉和直肠上、中、下动脉供应。直肠上动脉是肠系膜下动脉的末端分支,其特征是在直肠黏膜下层与直肠中动脉呈网络交通(图1-8)[34]。

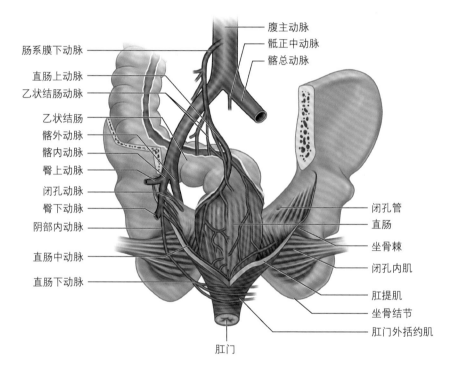

图1-8 骨盆底和直肠的动脉供应
直肠主要由直肠上动脉供应,它是肠系膜下动脉的一个主要分支。

直肠中动脉起源于髂内动脉或膀胱下动脉,与勃起神经伴行,沿骨盆侧壁从两侧滋养盆底肌上方的中上段直肠。约25%的人群仅存在一侧血供[35]。直肠下动脉和肛门的血供来自直肠上动脉和痔下动脉,部分来自直肠中动脉,共同形成丰富的黏膜下交叉血供网[36,37]。阴部动脉起自髂内动脉,与阴部神经分支伴行穿过Alcock管到达痔下动脉。骶正中动脉起源自腹主动脉背侧的分支,沿直肠背侧下行,在尾骨末端水平有分支滋养直肠。在直肠前切除或低位前切除时会引起出血。

1.5.2　静脉回流

直肠静脉在解剖学上与动脉伴行。直肠下段和肛门的静脉汇集形成动静脉丛,通过痔中、下静脉经髂内静脉汇入腔静脉。外痔静脉丛位于齿状线以下的肛周组织,内痔静脉丛位于黏膜下层,并相互交通(图1-9)[32,38]。

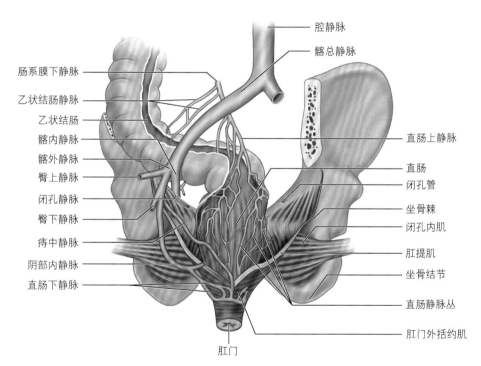

图1-9　骨盆底和直肠的静脉回流
直肠的静脉通过肠系膜下静脉进入门静脉系统。

1.6　肛门直肠的神经支配

结肠和直肠受交感神经和副交感神经支配,肛门外括约肌和肛门黏膜受体神经支配。副交感神经(大脑的自主神经系统)增加肠道蠕动和分泌活动,并可松弛回盲瓣和括约肌。交感神经（$T_{12} \sim L_2$）的作用与副交感神经相反。自主神经系统分布沿动脉走行。盆腔内直肠的自主神经系统由腹下神经和盆腔神经丛两部分组成[25,26]。在胸腰椎交感神经节中，神经节后纤维沿腹主动脉前侧腹膜后部下行，靠近肠系膜动脉的主动脉部位称为肠系膜下神经，其在主动脉分叉处分成两支腹下神经。打开腹腔后在骶骨前可以见到肠系膜下神经和腹下神经，并可见肠系膜下动脉。因此，在离断肠系膜下动脉或直肠上动脉时，应注意不要损伤这些神经[31]。每侧腹下神经沿直肠后壁下行与骨盆侧壁神经形成盆腔神经丛，控制前列腺、精囊和尿道前外侧。骨盆侧壁神经为内脏节前纤维，源自双侧 $S_2 \sim S_4$ 骶孔[38]。盆腔神经与腹下神经汇合，形成盆腔神经丛，位于直肠中动脉的起点处，控制直肠、膀胱、精囊和尿道。男性勃起射精功能受盆腔神经丛和盆腔神经的交感神经传入支配。真正的后肠是由骨盆神经、神经丛和腹下神经逆行构成的胸腰椎副交感神经所支配。阴部神经起源于骶 $S_2 \sim S_4$ 神经，穿过由闭孔内肌筋膜构成的 Alcock 管后，经骨盆外侧到坐骨直肠窝，分成三条重要分支，分别是直肠下神经、会阴神经以及阴茎或阴蒂背神经（图1-10）。盆底肌上侧运动神经受 $S_2 \sim S_4$ 支配，下侧受阴部神经支配[28]。耻骨直肠肌受直肠下神经支配，外括约肌受阴部神经（S_2, S_3）的直肠下支和 S_4 的会阴支支配。肛管内括约肌是

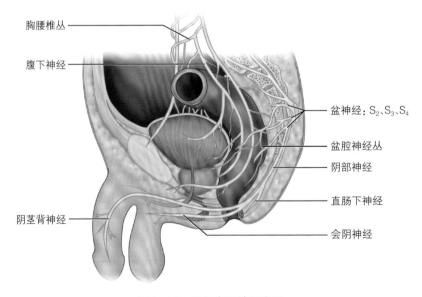

图1-10 肛门直肠神经支配

直肠受交感神经和副交感神经支配，肛门外括约肌和肛门黏膜受体神经支配。

直肠平滑肌的延续,它和直肠一样受交感神经(L_5)和副交感神经($S_2 \sim S_4$)共同支配。肛管的感觉神经分布于齿状线上$0.3 \sim 1.5$ cm处。该分界线以上的直肠受副交感神经和$S_2 \sim S_4$发出的盆腔神经丛的传入纤维调控,可有胀满感。肛管的感受器在控便功能中起到重要作用,能够感知触摸、针刺感、冷热感觉。肛管受阴部神经分支直肠下神经支配。

1.7　淋巴回流

直肠的淋巴回流与动脉相伴行。直肠癌大多数转移性淋巴结位于上2/3直肠的后方的直肠系膜[39,40]。

肛门和直肠多数淋巴丛回流入腹壁外淋巴结和淋巴管丛。齿状线位于两个淋巴系统之间,上部汇入肠系膜下淋巴结和髂内淋巴结,下部1/3汇入腹股沟浅淋巴结。直肠上2/3淋巴汇入肠系膜下淋巴结和主动脉旁淋巴结,直肠下1/3淋巴汇入直肠上淋巴结和肠系膜下淋巴结,其余沿直肠中动脉回流至髂内淋巴结[41]。

1.8　小结

在治疗之前,准确的临床诊断和体格检查非常必要。肛门括约肌是控便的关键因素,一旦受损就难以恢复。此外,肛门直肠根据括约肌的解剖结构可划分成不同区域,这些区域可能是炎症传播的重要通道,也可能是脓肿主要积聚部位。

(译者:崔喆、叶光耀,审校:王琛)

 参考文献

1. Shafik A, Doss S, Ali YA, et al. Transverse folds of rectum: anatomic study and clinical implications. Clin Anat. 2001; 14(3): 196–203.
2. Abramson DJ. The valves of Houston in adults. Am J Surg. 1978; 136(3): 334–336.
3. Saleno G, Sinnatamby C, Branagan G, Daniels IR, Heald RJ, Moran BJ. Defining the rectum: surgically, radiologically and anatomically. Colorectal Dis. 2006; 8(Suppl

3): 5−9.

4. Wendell-Smith CP. Anorectal nomenclature: fundamental terminology. Dis Colon Rectum. 2000; 43: 1349−1358. P.1−26.

5. Nivatvongs S, Stern HS, Fryd DS. The length of the anal canal. Dis Colon Rectum. 1981; 24: 600−601.

6. Klosterhalfen B, Offner F, Vogel P, et al. Anatomic nature and surgical significance of anal sinus and anal intramuscular glands. Dis Colon Rectum. 1991; 34: 156−160.

7. Heald RJ, Moran BJ. Embryology and anatomy of the rectum. Semin Surg Oncol. 1998; 15(2): 66−71.

8. Fenger C. The anal transitional zone. Acta Pathol Microbiol Immunol Scand Suppl. 1987; 289(supplement): 1−42.

9. Fenger C. The anal canal epithelium. A review. Scand J Gastroenterol Suppl. 1979; 54: 114−117.

10. von Seebach HB, Stumm D, Misch P, et al. Hidrocystoma and adenoma of apocrine anal glands. Virchows Arch A Pathol Anat Histol. 1980; 386: 231−237.

11. Strohbehn K. Normal pelvic floor anatomy. Obstet Gynecol Clin North Am. 1988; 25: 683−705.

12. Stoker J. Anorectal and pelvic anatomy. Best Pract Rec Clin Gastroenterol. 2009; 23: 463−475.

13. Fucini C, Elbetti C, Messerini L. Anatomic plane of separation between external anal sphincter and puborectalis muscle: clinical implications. Dis Colon Rectum. 1999; 42: 374−379.

14. Shafik A. Physioanatomic entirety of external anal sphincter with bulbocavernosus muscle. Arch Androl. 1999; 42: 45−54.

15. Larson KA, Yousuf A, Lewicky-Gaupp C, Fenner DE, DeLancey JO. Perineal body anatomy I living women: 3-dimensional analysis using thin-slice magnetic resonance imaging. Am J Obstet Gynecol. 2010; 203: 494.e15−21.

16. Mittal RK, et al. Purse-string morphology of external anal sphincter revealed by novel imaging technique. Am J Physiol Gastrointest Liver Physiol. 2014; 306(6): G505−514.

17. Rociu E, Stoker J, Eijkemans MJ, Lame'ris JS. Normal anal sphincter anatomy and age- and sex-related variations at high-spatial resolution endoanal MR imaging. Radiology. 2000; 217: 395−401.

18. Lawson JO. Structure and function of the internal anal sphincter. Proc R Soc Med. 1970; 63: 84−89.

19. Gerdes B, Kohler HH, Zielke A, et al. The anatomical basis of anal endosonography. A study in postmortem specimens. Surg Endosc. 1997; 11: 986−990.

20. Shafic A. A concept of the anatomy of the anal sphincter mechanism and the physiology of defecation. Dis Colon Rectum. 1987; 30: 970−982.

21. Bogduk N. Issues in anatomy: the external anal sphincter revisited. Aust N Z J Surg. 1996; 66: 626−629.

22. Haas PA, Fox TA Jr. The importance of the perianal connective tissue in the surgical anatomy and function of the anus. Dis Colon Rectum. 1977; 20: 303−313.

23. Macchi V, Porzionato A, Stecco C, Vigato E, Parenti A, DeCaro R. Histo-topographic study of the longitudinal anal muscle. Clin Anat. 2008; 21: 447−452.

24. Thomson WH. The nature of haemorrhoids. Br J Surg. 1975; 62: 542−552.

25. Lunniss PJ, Phillips RK. Anatomy and function of the anal longitudinal muscle. Br J Surg. 1992; 79: 882−884.

26. Heald RJ. The 'Holy Plane' of recta surgery.

J R Soc Med. 1988; 81(9): 503−508.

27. Pearl RK, Monsen H, Abcarian H. Surgical anatomy of the pelvic autonomic nerves. A practical approach. Am Surg. 1986; 52: 236−237.

28. Shafic A, el-Sherif M, Youssef A, et al. Surgical anatomy of the pudendal nerve and its clinical applications. Clin Anat. 1995; 8: 110−115.

29. Stoss F. Investigation of the muscular architecture of the rectosigmoid junction in humans. Dis Colon Rectum. 1990; 33: 378−383.

30. Jones OM, Smeulders N, Wiseman O, et al. Lateral ligaments of the rectum: an anatomical study. Br J Surg. 1999; 86(4): 487−489.

31. Maurer CA. Urinary and sexual function after total mesorectal excision. Recent Results Cancer Res. 2005; 165: 196−204.

32. Barleben A, Mills S. Anorectal anatomy and physiology. Surg Clin North Am. 2010; 90(1): 1−15.

33. Llauger J, et al. The normal and pathologic ischiorectal fossa at CT and MR imaging. Radiographics. 1998; 18(1): 61−82.

34. Schuurman JP, Go PM, Bleys RL. Anatomical branches of the superior rectal artery in the distal rectum. Colorectal Dis. 2009; 11(9): 967−971.

35. Didio LJ, Diaz-Franco C, Schemainda R, et al. Morphology of the middle rectal arteries: a study of 30 cadaveric dissections. Surg Radiol Anat. 1986; 8(4): 229−236.

36. Siddharth P, Ravo B. Colorectal neurovasculature and anal sphincter. Surg Clin North Am. 1988; 68(6): 1185−1200.

37. Lund JN, Binch C, McGrath J, et al. topographical distribution of blood supply to the anal canal. Br J Surg. 1999; 86: 496−498.

38. Sato K, Sato T. The vascular and neuronal composition of the lateral ligament of the rectum and the rectosacral fascia. Surg Radiol Anat. 1991; 13: 17−22.

39. Wang C, Zhou Z, Wang Z, et al. Patterns of neoplastic foci and lymph node micrometastasis within the mesorectum. Langenbecks Arch Surg. 2005; 390(4): 312−318.

40. Topor B, Acland R, Kolodko V, et al. Mesorectal lymph nodes: their location and distribution within the mesorectum. Dis Colon Rectum. 2003; 46(6): 779−785.

41. Canessa CE, Badia F, Fierro S, et al. Anatomic study of the lymph nodes of the mesorectum. Dis Colon Rectum. 2001; 44: 1333−1336.

2 肛门直肠生理学

赵镛杰（Yong Geul Joh）

2.1 概述

排便与控便是肛门和直肠最重要的功能。正常控便功能与直肠感觉、肛门肌群和盆底肌群的协调、直肠顺应性、粪便性状和神经支配间有错综复杂的相互作用。如果其中一个或多个因素无法正常运行，就会发生常见或罕见的临床疾病。肛门直肠生理状态可通过肛门直肠生理实验检查获得各方面的信息。肛门直肠生理学实验室的基本测试包括：肛管静息压和收缩压、直肠-肛门抑制反射、动态直肠造影、排粪造影、直肠顺应性、感觉阈值测量、阴部神经末梢运动潜伏期和经肛门腔内超声检查。然而，长期以来关于肛门直肠生理实验检查结果对肛门直肠疾病的诊断作用尚存在争议，故其临床的作用仍未被广泛认可[1,2]。

2.2 检查

先详细询问病史，再仔细地进行DRE[①]，然后选择必要的肛门直肠生理学检查项目，有利于获得重要信息。仔细确认患者症状的开始时间和持续时间、排便的频率和性状、纤维素和液体的摄入量、伴发疾病、手术史以及患者的日常活动度。基于患者的病史，结合体格检查DRE可获得有用信息。当进行DRE时，膝胸位是最理想的体位，但考虑到患者的紧张不适感，通常采用侧卧位进

---

① 根据国家医疗机构相关规定，男性医生检查女性患者时应有女性护士在场。——译者注

行检查。DRE包括肛周视诊和指检,必要时采用肛门镜检查。可以发现肛周糜烂、瘢痕、痔疮、肛裂,或会阴部分泌物。此外,针刺试验可以通过轻触肛周皮肤来识别[3]。指检可发现肛管或直肠部位的痔、肿瘤及前列腺,同时可以评估肛管静息压和收缩压。通过增加腹压,可检查括约肌出现短暂松弛[4]。经验丰富的医生通过指检对肛管静息压和收缩压的评估准确度可达肛管测压的70%[5]。但体格检查的敏感性和特异性仅为50%,因此还要联合其他客观评估检查[6]。肛门直肠生理学检查主要用于某些便秘和大便失禁同时发生的矛盾疾病。肛门直肠疾病往往伴随各种复杂的病理生理因素,尤其是出口梗阻型便秘、大便失禁和肛门疼痛更为明显。近年来,随着人口老龄化,这些疾病的发生率越来越高。

2.3 实验室检查

正常排便过程需要多个结构和功能共同完成。粪便进入直肠,引起直肠扩张产生便意,并激活直肠-肛门抑制反射,在内括约肌放松、外括约肌收缩的同时,辨别内容物是气体,还是液体或固体粪便。如确定是粪便,可采用坐位如厕,增加腹压和直肠内压力,放松盆底肌尤其是肛门括约肌和耻骨直肠肌,完成排便过程。肛门直肠功能检查有助于医生了解患者是否存在排便功能障碍或紊乱。具体有肛门直肠测压、肌电图、动态直肠造影、结肠传输试验和肛周超声检查。

2.3.1 肛门测压

在此不详细讨论测压技术。通过肛门测压可以评估肛门括约肌功能(肛管静息压和收缩压)、肛管最长收缩时间、肛管功能长度、腹压突然增加导致的压力变化(如咳嗽)、排便时的压力改变以及直肠-肛门抑制反射。肛管静息压指在放松状态下肛管与直肠腔内的压力差值。肛管静息压主要由内括约肌产生,占60%~70%;外括约肌占20%~30%;肛垫约占15%[7]。括约肌长度(即肛管功能长度)指肛管-直肠压力差值>5 mmHg的肛管长度。此外,肛管高压带是指高于肛管最大静息压一半以上的区域,长度为2.5~5 cm,女性的长度小于男性[8,9]。肛管收缩压是指在肛门收缩状态下肛管与直肠腔内的压力差值,主要由外括约肌产生。在检查过程中，患者确保以最大力量收缩肛门，但不要收缩其他肌肉。同时可测得最长收缩时间，即保持压力高于最大收缩压一半的持续时间。与其他肛门直肠生理学检查一样，需要经验丰富的临床医生和仪器设备。检查时间一般为30 min。为了达到满意的结果，需要独立舒适的实验室环境（图2-1）。

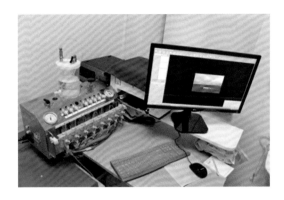

图2-1　肛门直肠测压仪器

　　肛门直肠测压是一种用于测量肛门和直肠收缩力量的技术。该技术用球囊扩张直肠腔，结合肛管部位的压力传感器，可以评估直肠括约肌反射是否正常。

2.3.2　直肠-肛门抑制反射

　　用一根带有球囊的导管插入直肠下段，并注入50 mL的水或空气，使其瞬间扩张。正常情况下，会引起外括约肌收缩，随之内括约肌放松，肛管静息压短暂下降25%以上。直肠扩张程度越大，压力下降越明显，且持续时间也越长[10]。该检查体现了排便时判别直肠内容物的正常反射过程。如果直肠-肛门抑制反射没有发生，要考虑先天性巨结肠或系统性硬化症等疾病。它可以作为慢性便秘的诊断工具，用来排除先天性巨结肠，但也有报道称约10%的非先天性巨结肠患者，可能无法引出直肠-肛门抑制反射。因此，将其应用于成人便秘患者的检查临床意义不大[11,12]。

2.3.3　阴部神经末梢运动潜伏期

　　阴部神经末梢运动潜伏期试验测量阴部神经从Alcock管到外括约肌的传导时间。该检查通过评估外括约肌的神经支配情况来了解盆底功能障碍患者的神经肌肉异常。检查时，医生佩戴特殊手套。该手套在示指部位安有表面电极，将其插入直肠内，同时按压左右两侧的坐骨棘，直肠内的示指可以感受到外括约肌的收缩，并测量从电刺激开始到阴部神经最大动作电位出现的时间[13]。正常的传导时间为 2.0 ± 0.2 ms[14]。传导时间延长提示快传导神经纤维明显损伤，但时间延长的意义尚存在争议。即便如此,此项试验仍可预测合并会阴下降或直肠脱垂的便秘患者术后括约肌功能恢复程度。单侧阴部神经损伤引起的传导时间延长不会影响评估括约肌重建术后肛门功能,但当双侧传导时间均延长时,则预示术后肛门功能不佳[15,16]。

2.3.4　肌电图

肛门肌电图检查可用来评估括约肌的功能,确定是神经病变,还是肌肉功能障碍。使用肛周体表电极和针电极记录患者在静息、收缩和排便状态下耻骨直肠肌和外括约肌的电收缩活动,从而评估盆底功能。针电极只能测量部分肌肉纤维运动单位的电活动,还会引起刺痛诱发假性收缩。体表电极使用方便且不会引起疼痛,但不足之处在于它只能测量肌肉纤维群产生的综合电活动。

进行体表肌电活动测量时,将外裹海绵的体表电极置于肛管内,测量包括耻骨直肠肌在内的盆底肌电活动,并以募集模式呈现。换句话说,电极在肛管静止期为标准值;当括约肌收缩时,活动值高于标准值;在排便时,活动值低于标准值[17-19]。耻骨直肠肌失弛缓患者,其排便时活动值却始终不下降,也就是说在排便时耻骨直肠肌是收缩状态,而不是放松状态[20]。

2.3.5　球囊逼出试验

球囊逼出试验能够简单地测试患者的排便能力或控便能力,但耗时较长,故不在门诊常规开展。将该试验与其他生理功能检查相结合,有助于出口梗阻型便秘的诊断[21]。患者取左侧卧位,将球囊导管插入直肠下段,然后注射50 mL的空气或温水,患者模拟排便将其排出。正常人可以在10 s内排出,如果30 s内无法排出,可增加球囊内容物达100 mL直到将其排出,如果容量超过200 mL后才产生便意,则考虑出口梗阻型便秘可能[22,23]。由于检查时患者受到周围环境、体位(左侧卧位并非正常的排便体位)、担心排出气体或粪便等因素的影响,患者可能无法充分收缩和放松肛门肌肉,故检查结果可能失真。

2.3.6　直肠顺应性测试

为了控制排便,直肠必须将经乙状结肠传输的粪便储存一段时间。当直肠充满粪便时，直肠壁感受性松弛、直肠内压力下降，随后直肠肠腔扩张，这种状态下的扩张被称为直肠顺应性。直肠顺应性测试是通过增加放置在直肠内的球囊压力至2 mmHg，计算直肠容积增加过程中相应的球囊压力变化。溃疡性结肠炎或放射性肠炎患者由于直肠炎症，可反映直肠高敏性。同样，偶发性腹泻型肠易激综合征和急迫型大便失禁患者，也会出现直肠顺应性的改变。

2.4　排粪造影

排粪造影和动态直肠造影能够检查排便过程中的肠道动力，以及肛门直肠和盆底在经肛门注入（造影剂、放射性核素等）后的迅速变化，来了解排便时的盆底功能情况。连续的透视、点片或间断拍片式的排粪造影是类似的检查方法。对于排粪造影的适应证，可用于评估便秘、大便失禁、直肠脱垂，或内镜下存在孤立性直肠溃疡的情况。钡和甲基纤维素的混合物与粪便相似，能够放置于直肠中。让患者坐在椅子上，在透视下监测排出造影物完成检查。通过测量肛管长度、肛管直肠边界、肛直角、肛上距、耻尾线和肛管宽度，可以发现耻骨直肠肌的反常收缩、直肠内套叠、直肠前突、小肠疝、会阴下降和排便不尽（图2-2）[24,25]。

该检查可以通过三重对比法来进行。在常规口服造影中，使用水溶性钡剂，阴道内使用可溶解钡剂。这样，可以通过直肠、小肠和阴道进行更准确的解剖部位区分。有时，可将水溶性钡剂直接注入腹腔以确定盆腔轮廓。直肠前突是指

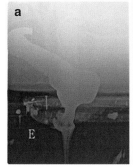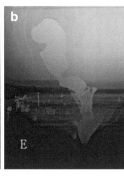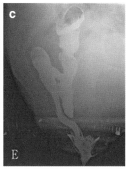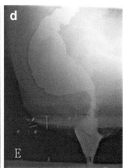

图2-2　排粪造影

（a）直肠前突：直肠前壁突出原先位置。（b）直肠内套叠：在排便过程中脱垂的直肠壁套入肛管和肛门。（c）直肠脱垂：排便时直肠前壁呈球状脱出。（d）耻骨直肠肌痉挛综合征：在排便初始阶段耻骨直肠肌表现为异常较深的压迹。

超过3 cm的异常突出。会阴下降是指努挣时较静止期下降＞4 cm或非努挣时较静止期下降＞3 cm[26,27]。

2.5 结肠传输时间

这是评估结肠运动功能的基本方法。通过计算全结肠或部分结肠的传输时间,可以帮助制订治疗计划,以及确定慢传输型便秘中的病理生理学分类。此外,还有助于判断药物或手术的治疗疗效。由于出口梗阻型便秘可能合并肠道动力不足,因此在进行手术治疗之前需要完成结肠传输时间测定。单标记物法需要在预定的时间,吞服一颗含有20个或24个不透射线标记物的胶囊,并在第3、5、7天进行腹部计算机断层扫描(computed tomography, CT)(图2-3)。多标记物法需要在3天内定期给药,并在第3、5、7、10、13天拍摄腹部X线片,记录标记物的数量和分布情况。传输时间需测算右半、左半和直肠、乙状结肠的面积和长度[28-30]。

大多数健康、无症状的受试者在早晨服下20个不透射线的标记物后,每隔24 h拍摄一次腹部X线片,通常4～5天内会将所有标记物排出。

如果末次腹部X线检查发现结肠内仍有散在标记物,可考虑结肠动力不足;

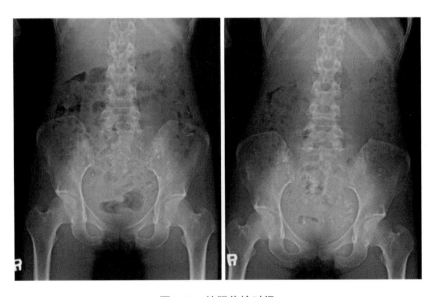

图2-3 结肠传输时间

如标记物聚集于直肠内,提示属于出口梗阻型便秘。即使已明确诊断结肠动力不足,但可能伴有盆底功能障碍,故建议完善出口梗阻型便秘的相关检查。

慢传输型便秘和出口梗阻型便秘可通过了解患者的病史进行鉴别诊断,慢传输型便秘患者在全结肠切除术前应当完善此检查。由于检查费时较长,且患者需要停止相关药物治疗,因此患者较难配合。此外,检查时还必须结合患者的年龄、性别以及检查期间纤维蛋白和液体的摄入量等因素。

2.6 经肛门腔内超声

经肛门腔内超声检查是评估肛门括约肌结构异常最准确和最完整的检查方法。一般使用超声频率为10 MHz、360°视角的径向传感器。采用三维超声成像,通过截面和三维成像图来识别肛周结构(图2-4)。准确了解括约肌损伤情况,诊断直肠前突、直肠内套叠、膀胱膨出和乙状结肠膨出等疾病[31]。当超声探头从直肠壶腹退到肛管时能显示四层结构,其中内括约肌呈低回声带,外括约肌呈混合回声。扫描肛管的上、中、下三部,可以发现耻骨直肠肌和肛门内、外括约肌的结构和状态(图2-5和图2-6)[32]。经肛门腔内超声检查的重要性在于不仅能够发现脓肿,而且能够用于大便失禁和出口梗阻型便秘诊断。有报道称,它可以替代排粪造影,因为它可以评估出口梗阻型便秘患者的功能和内括约肌肥厚,以及大便失禁患者的肛门内、外括约肌状况[31,33]。然而,超声检查因医生的专业水平不同会有明显差异,经验丰富的医生会给出更精确的结果。

经肛门腔内超声可显示直肠壁高、低回声带交替的五层结构。第一层的白色圆环是气囊或超声探头与直肠黏膜之间

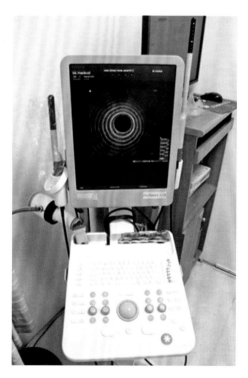

图2-4 经肛门腔内超声检查设备

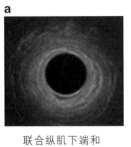

联合纵肌下端和
外括约肌皮下部

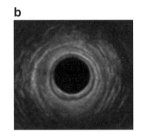

水　内括约肌

联合纵肌

超声探头

上皮下膜　外括约肌

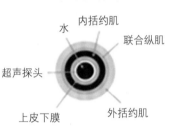

外括约肌

耻骨直肠肌

图2-5　肛管超声图像解剖示意图

肛管通常被分为三个部分。在肛管下段(a)，可见肛门外括约肌回声并与内
括约肌末端相连。在肛管中段(b)，肛门内括约肌是一层最明显的增厚低回
声带。在肛管上段(c)，耻骨直肠肌显示为U形的回声带。

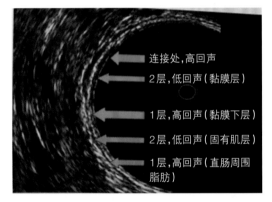

连接处,高回声

2层,低回声(黏膜层)

1层,高回声(黏膜下层)

2层,低回声(固有肌层)

1层,高回声(直肠周围
脂肪)

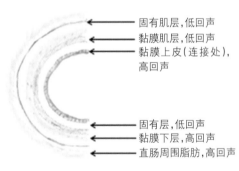

固有肌层,低回声
黏膜肌层,低回声
黏膜上皮(连接处),
高回声

固有层,低回声
黏膜下层,高回声
直肠周围脂肪,高回声

图2-6　直肠超声图像解剖示意图

的界面；第二层的黑色低回声带是黏膜和黏膜下层的浅部；第三层的白色高回
声带是黏膜下层和固有肌层之间的界面；第四层的黑色低回声带是肌层；最后，
第五层的白色高回声代表与直肠周围脂肪的界面。

2.7　小结

肛门直肠生理学检查能为便秘和大便失禁患者的诊治提供有用信息。这些检查还可以拓展应用于齿状线、瘘管、炎性疾病和术后功能状态等。生理学检查对了解平滑肌、横纹肌溶解症、肠道神经系统和激素之间的复杂联系有一定帮助。为了使肛门直肠生理学检查更为可信，其方法和记录需要标准化。然而，由于缺乏来自大样本正常人群的正常值，且盆底异常者又更倾向采用其他辅助检查方法，故很难重复获取稳定的检查结果。尽管肛门直肠生理学检查较为方便，但如果医生不了解其意义所在，还是不会把这些检查作为辅助临床治疗决策的方法。即便如此，肛门直肠生理实验在诊治肛肠疑难疾病中仍将变得越来越重要。

（译者：梁宏涛、孙琰婷，审校：郭修田）

 参考文献

1. Bharucha AE, Rao SSC. An update on anorectal disorders for gastroenterologists. Gastroenterology. 2014; 146: 37–45.

2. Bharucha AE. Recent advances in functional anorectal disorders. Curr Gastroenterol Rep. 2011; 13: 316–322.

3. Lam TJ, Felt-Bersma RJ. Clinical examination remains more important than anorectal function tests to identify treatable conditions in women with constipation. Int Urogynecol J. 2013; 24: 67–72.

4. Tantiphlachiva K, Rao P, Attaluri A, et al. Digital rectal examination is a useful tool for identifying patients with dyssynergia. Am J Gastroenterol. 2010; 8: 955–960.

5. Eckardt VF, Kanzler G. How reliable is digital examination for the evaluation of anal sphincter tone? Int J Colorectal Dis. 1993; 8: 95–97.

6. Dobben AC, Terra MP, Deutekom M, et al. Anal inspection and digital examination compared to anorectal physiology tests and endoanal ultrasonography in evaluating fecal incontinence. Int J Colorectal Dis. 2007; 22: 783–790.

7. Coller JA. Clinical application of anorectal manometry. Gastroenterol Clin North Am. 1987; 16: 17–33.

8. McHugh SM, Diamant NE. Anal canal pressure profile: a reappraisal as determined by rapid pull through technique. Gut. 1987; 28: 1234–1241.

9. Nivatvongs S, Stern HS, Fryd DS. The length of the anal canal. Dis Colon Rectum. 1981; 24: 600–601.

10. Lowry AC, Simmang CL, Boulos P, Farmer KC, Finan PJ, Hyman N, et al. Consensus statement of definitions of anorectal physiology and rectal cancer. ANZ J Surg. 2001; 71(10): 603–605.

11. Diamant NE, Kamm MA, Wald A, Whitehead WE. AGA technical review on anorectal testing techniques. Gastroenterology. 1999; 116(3): 735–760.

12. Ebert EC. Gastric and enteric involvement in progressive systemic sclerosis. J Clin Gastroenterol. 2008; 42(1): 5–12.

13. Kiff ES, Swash M. Slowed conduction in the pudendal nerves in idiopathic (neurogenic) fecal incontinence. Br J Surg. 1984; 71(8):

614−616.

14. Wexner SD, Marchetti F, Salanga VD, et al. Neurophysiologic assessment of the anal sphincters. Dis Colon Rectum. 1991; 34: 606−612.

15. Ricciardi R, Mellgren AF, Madoff RD, et al. The utility of pudendal nerve terminal motor latencies in idiopathic incontinence. Dis Colon Rectum. 2006; 49: 852−857.

16. Loganathan A, Schloithe AC, Hakendorf P, et al. Prolonged pudendal nerve terminal motor latency is associated with decreased resting and squeezing pressures in the intact anal sphincter. Colorectal Dis. 2013; 15: 1410−1415.

17. Podnar S. Electrodiagnosis of the anorectum: a review of techniques and clinical applications. Tech Coloproctol. 2003; 7: 71−76.

18. Lefaucher JP. Neurophysiologic testing in anorectal disorders. Muscle Nerve. 2006; 33: 324−333.

19. Pfeifer J, Teoh TA, Salanga VD, Agachan F, Wexner SD. Comparative study between intra-anal sponge and needle electrode for electromyographic evaluation of constipated patients. Dis Colon Rectum. 1998; 41: 1153−1157.

20. Axelson HW, Edebol Eeg-Olofsson K. Simplified evaluation of the paradoxical puborectalis contraction with surface electrodes. Dis Colon Rectum. 2010; 53: 928−931.

21. Lee BE, Kim GH. How perform and interpret balloon expulsion test. J Neurogastroenterol Motil. 2014; 20: 407−409.

22. Minguez M, Herreros B, Sanchiz V, et al. Predictive value of the balloon expulsion test for excluding the diagnosis of pelvic floor dyssynergia in constipation. Gastroenterology. 2004; 126: 57−62.

23. Bharucha AE. Update of tests of colon and rectal structure and function. J Clin Gastroenterol. 2006; 40(2): 96−103.

24. Rao SS, Mudipalli RS, Stressman M, et al. Investigation of the utility of colorectal function tests and Rome II criteria in dyssynergic defecation (Anismus). Neurogastroenterol Motil. 2004; 16: 589−596.

25. Felt-Bersma RJ, Luth WJ, Janssen II, Meuwissen SG. Defecography in patients with anorectal disorders. Dis Colon Rectum. 1990; 33: 277−284.

26. Selvaggi F, Pesce G, Scotti Di Carlo E. Evaluation of normal subjects by defecographic technique. Dis Colon Rectum. 1990; 33: 698−702.

27. Karulf RE, Coller JA, Batolo DC, et al. Anorectal physiology testing. A survey of availability and use. Dis Colon Rectum. 1991; 34: 464−468.

28. Hinton JM, Lennard-Jones JE, Young AC. A mew method for studying gut transit times using radiopaque markers. Gut. 1969; 10: 842−847.

29. Arhan P, Devroede G, Jehannin B, et al. Segmental colon transit time. Dis Colon Rectum. 1981; 24: 625−629.

30. Metcalf AM, Phillips SF, Zinsmeister AR, MacCarty RL, Beart RW, Wolff BG. Simplified assessment of segmental colon transit. Gastroenterology. 1987; 92: 40−47.

31. Stoker J, Halligan S, Bartram CI. Pelvic floor imaging. Radiology. 2001; 218: 621−641.

32. Tjandra JJ, Milsom JW, Stolfi VM, et al. Endoluminal ultrasound defines anatomy of the anal canal and pelvic floor. Dis Colon Rectum. 1992; 35: 465−470.

33. Vitton V, Vignally P, Barthet M, et al. Dynamic anal endosonograpy and MRI defecography in diagnosis of pelvic floor disorders: comparison with conventional defecography. Dis Colon Rectum. 2011; 54: 1398−1404.

3 | 肛肠疾病门诊检查

吴政律（Jung Ryul Oh）

3.1 概述

门诊外科医生不仅需要充分掌握解剖学知识，还应了解肛肠疾病，才能为患者进行肛门直肠检查。由于肛管周围包绕着括约肌，如果患者不能配合检查的话就很难开展。医生应注意避免在检查过程中引起患者不必要的疼痛、恐惧、难堪和焦虑。最好有一个独立的空间，患者会感觉比较舒适。采用截石位检查有利于括约肌放松，但多数情况下，侧卧位检查可以避免患者尴尬（图3-1）。

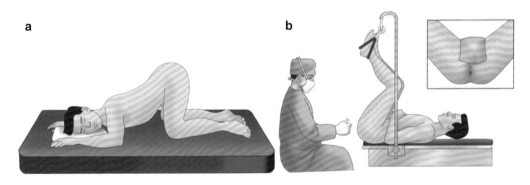

图3-1 肛门直肠疾病的门诊检查
（a）膝胸位。直肠检查体位（膝胸位或折刀位）是会阴和直肠检查的首选体位。这种体位更利于检查器械插入肛门直肠，便于对患者开展更进一步的检查，如肛门镜和乙状结肠镜检查。（b）截石位。采用截石位时，患者仰卧，双腿向躯干内收，膝盖外翻。这种体位通常用于检查女性的盆腔器官，也有利于更好地检查直肠前部。

3.2 检查顺序

通常按病史采集、视诊、触诊、肛门镜和直肠镜的顺序进行检查。其中触诊和肛门镜检查包括必不可少的DRE。

3.2.1 病史采集

与其他疾病一样，通过详细的病史采集，可充分了解患者的症状信息，如出血、疼痛、脱垂、分泌物、瘙痒，这些对于疾病的诊断非常重要。对疑似为肛裂疼痛明显的患者，医生应避免进行指检，否则患者会因剧烈疼痛而拒绝接受进一步治疗。

3.2.2 视诊

检查肛周情况，观察有无湿疹、哨兵痔、血栓外痔、嵌顿痔、脓肿引起的皮肤隆起或水肿，以及有无肛瘘外口。

当患者病情严重或无法取其他体位时，可采用侧卧位或半侧卧位，即嘱患者左侧卧位，臀部靠近检查床边缘，将臀部和右膝轻度屈曲（图3-2）。

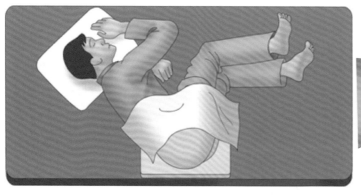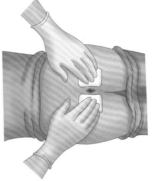

图3-2　侧卧位

3.2.3 DRE

触诊按压可检查肛周组织的软硬质地。在进行DRE时，不要直接将手指插入肛门，医生应先告知患者并触摸肛周皮肤使其放松。在指套上和肛门口涂抹足量的润滑剂，便于示指插入。检查肛管部位是否存在肿瘤、痔疮和溃疡。同时询问患者按压时是否有触痛。在示指插入肛门时，嘱患者张嘴模拟排便动作，有利于放松括约肌并使肛管外翻。若示指插入顺畅，则提示肛管大小正常；如插入困难，可用小指来检查肛管狭窄的程度。示指插入可感觉到紧缩的肛管，但继续深入3～4 cm达直肠壶腹处就不再有压力感。肛管和直肠壶腹交界部分位于肛管后侧耻骨直肠肌水平，患者模拟排便努挣动作可以检查耻骨直肠肌是否放松。在此部位上方能触及尾骨。如果患者有坐骨神经疼痛，触压坐骨棘会出现压痛。在肛缘上方6～8 cm处，男性可以触及前列腺；女性可检查是否有直肠前突，手指再向上能扪及相对质硬但能移动的子宫颈。Douglas窝就位于子宫颈和直肠之间，有时可以触及直肠内粪便，或发现卵巢Krukenberg肿瘤。

3.2.4　肛门镜检查

肛门镜分为扩张型和非扩张型。前者更方便、痛苦少，在门诊使用较多（图3-3）。使用扩张型肛门镜前，先在肛门口涂抹利多卡因胶浆，用肛门镜轻轻接触肛门，使患者能适应金属物体，然后垂直插入。肛门镜进入肛管后，牵开周围皮肤，缓慢扩张肛门镜。检查结束后，退出已扩张的肛门镜，同时避免夹住毛发或皮肤，引起患者疼痛。按象限将整个肛管区域进行检查。进一步检查包括灌肠后行直肠镜检查，或者结肠镜检查，如果有必要还可以进行组织活检。

肛门镜是一种较小的硬质管状器械，也称为窥肛器。这种插入肛门几厘米的检查方法，可以诊断评估肛管的疾病，如痔疮、肛裂（肛门内皮肤裂开）和部分肿瘤。

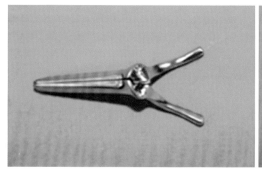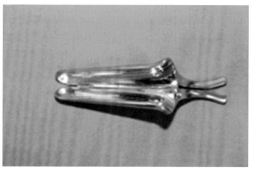

图3-3　肛门镜

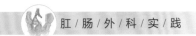

3.3 小结

检查肛门直肠时，检查者应注意避免让患者感到不必要的难堪、恐惧、焦虑和疼痛，否则将无法达到满意的效果。痔疮或肛裂可采用肛门镜检查，肛瘘可采用DRE。详细记录病史后，还应进行体格检查，从而对疾病作出初步判断。

（译者：郑德、汤慧丽，审校：董青军）

4 肛门直肠手术麻醉

吴政律

4.1 概述

大多数的肛门手术可在区域阻滞麻醉下进行,而小的血栓痔、肛周脓肿切开引流以及尖锐湿疣手术可以在局部麻醉下进行。没有单一的麻醉药物和麻醉方式适合所有的患者。应该同时考虑患者的身体状况、年龄、手术时间和部位,选择最有效且方便的麻醉方式和药物。为了麻醉安全,术者对于所使用的麻醉药物和方式应该具有充分的认知和丰富的经验。在麻醉和手术期间,应该使用心电监护仪、血压监测仪和脉搏指氧仪连续监测患者的重要生命体征,必要时应直接检查(视诊、听诊、触诊)。对于紧急情况,还要准备好面罩、氧气袋、气管插管设备和急救药物(如麻黄碱和去甲肾上腺素等正性肌力药物以及阿托品等抗胆碱能药物)。

4.2 麻醉方式

4.2.1 局部麻醉

局部麻醉下,手指伸入肛管内,在手指引导下行皮下注射,然后将针沿着黏膜下层缓慢注射。在肛门的前侧、后侧和两侧分别注射20~40 mL药物。局部麻醉常规使用利多卡因、甲哌卡因和丁哌卡因。利多卡因起效快,一般在注射后的2~5 min开始起效,但是持续时间短暂,只有1~2 h,和1:200 000肾上腺素混合后,其麻醉效果可长达4 h。利多卡因的最大使用剂量为200 mg,如与血管收缩剂混合可增加到500 mg；甲哌卡因的最大使用剂量则为500 mg；丁哌卡因在化学上和甲哌卡因相似，但麻醉效果是甲哌卡因和利多卡因的4倍，持续时间达其2～3倍之久。用于需要维持更长麻醉时间的情况，0.25%溶液黏膜下浸润麻醉可持续约200 min，0.25%～0.5%溶液神经阻滞或硬膜外阻滞麻醉可持续约3～6 h。最大使用剂量为175 mg，如果和血管收缩剂混合可增量到225 mg。与其他局部麻醉药一样，可能会发生抽搐、循环衰竭和心肌活性抑制的不良反应。

4.2.2　区域阻滞麻醉

肛门手术的区域阻滞麻醉包括蛛网膜下腔阻滞麻醉和骶管麻醉。该麻醉方式应用广泛，能够充分放松盆底肌来完成一系列肛门手术，如嵌顿痔或马蹄形肛周脓肿。蛛网膜下腔阻滞麻醉是将局部麻醉剂注射到蛛网膜下腔的一种麻醉方法，有可能发生硬膜损伤而导致头痛和排尿困难（图4-1），还有可能引起罕见的脊神经损伤并发症。骶管麻醉是硬膜外麻醉的一种类型，但不会引起硬膜穿孔导致麻醉后出现头痛的并发症。然而，全身性毒性亦可导致呼吸困难和意识丧失的严重并发症。由于需将药物注射到狭窄的间隙，如果医生没有相关经验，不建议使用此麻醉方式。骶管麻醉一般可使用10～30 mg的利多卡因、3.5～7 mg的布比卡因、5～10 mg的罗哌卡因和10～25 μg的麻醉佐剂芬太尼，都不会延迟感觉和运动神经的恢复时间[1]。

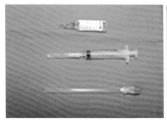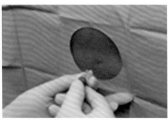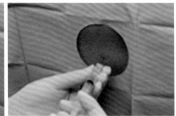

图4-1　蛛网膜下腔阻滞麻醉

4.2.3　监护镇静麻醉

监护镇静麻醉就是所谓的催眠麻醉，通过静脉注射镇静镇痛药物麻醉。该麻醉方式和局部麻醉或区域阻滞麻醉联合使用，可提高患者满意度，并缩短恢复时间[2]。最常用的方法是将镇静剂咪达唑仑1～3 mg和丙泊酚25～100 μg/（kg·min），联合麻醉性镇痛药[3]。使用右美托咪定0.5～1 μg/kg和氯胺酮75～150 μg/kg可以降低镇静镇痛药引起的呼吸抑制发生率，近期使用得越来越多[4]。过度镇静会引起呼吸抑制，因此，医疗团队在手术过程中需要特别注意上述情况。

4.3 并发症

4.3.1 局部麻醉并发症

对疼痛敏感的患者可能在局部麻醉后刺激血管迷走神经而引发。局部麻醉后，有1/1 000患者可能会出现暂时性意识丧失、恶心、呕吐、面色苍白、心动过缓或低血压。治疗上将患者置于头低脚高位并给予氧气。如果心动过缓持续存在，可以注射1 mg阿托品。

当使用高浓度的局部麻醉剂时，由于中枢神经系统毒性，可能会发生嗜睡、耳鸣、舌头和口腔区域感觉异常、视觉障碍、肌肉震颤、意识丧失和瘫痪。此外，由于心血管系统毒性，可能会发生循环衰竭和心脏骤停。治疗上可予氧气，如果发生癫痫，可用10 mg地西泮。

4.3.2 硬膜损伤引起的头痛

在蛛网膜下腔阻滞麻醉中，如果颅内压会随着脑脊液从穿刺区注射针孔流失而改变，那么对疼痛敏感的硬膜囊结构也会发生变化，从而导致头痛。此类情况通过其"典型症状"即可诊断。患者可以通过平躺改善头痛症状，但是当站立或活动时症状会进一步加重，而且年轻患者更为常见。穿刺针越粗，头痛发生的比率越高。过去，使用19G穿刺粗针时，头痛发生率高达70%，但近年来报道使用23G细针时，发生率为3%～16%。对于穿刺针头的形状而言，笔尖型的穿刺针能减少头痛发生率，而切面型穿刺针如果频繁穿刺，就会加重硬膜的穿刺损伤[5]。要减少这种情况，穿刺的角度非常重要。一般垂直进针，头痛发生率较高[6]。也有报道称穿刺后，退针后再插入导丝，能将麻醉后头痛的发生率从16%减少到5%[7]。

治疗硬膜损伤引起的术后头痛以保守治疗方式为主,如卧床休息、液体支持以及镇痛治疗。通常在保守治疗后的3~7天内头痛的症状会改善。但是尚无确切的证据说明彻底卧床休息和增加液体支持可减轻硬脑膜穿刺引起的疼痛,而且患者不同体位进行麻醉的效果亦不能确定。

氢化可的松通过水钠潴留作用可减轻头痛的强度,有报道称蛛网膜下腔阻滞麻醉后静脉注射地塞米松可减少头痛发生率(2.5% vs 12.5%)[8]。当患者症状严重,保守治疗效果不佳时,采用自体血修复疗法则疗效更佳。这种疗法是用患者自体血封闭硬脑膜穿刺的部位。据报道,收集20~30 mL的自体血后立即缓慢注射到硬膜外腔,患者头痛症状可改善70%~98%[9]。

4.4　小结

在术前需要全面评估患者情况,包括既往用药史和家族史,以及具体的手术方式。选择麻醉药物和剂量要考虑患者的病情和手术类型,这是关系到患者恢复和出院的重要因素。选择合适的麻醉方法可以将术后的并发症最小化,可让患者早日出院恢复正常生活。

（译者：梁宏涛、孙琰婷，审校：崔喆）

 参考文献

1. Ben-David B, Maryanovsky M, Gurevitch A, Lucyk C, Solosko D, Frankel R, et al. A comparison of minidose lidocaine-fentanyl and conventional-dose lidocaine spinal anesthesia. Anesth Analg. 2000; 91(4): 865–870.

2. Sa Rego MM, Watcha MF, White PF. The changing role of monitored anesthesia care in the ambulatory setting. Anesth Analg. 1997; 85(5): 1020–1036.

3. Taylor E, Ghouri AF, White PF. Midazolam in combination with propofol for sedation during local anesthesia. J Clin Anesth. 1992; 4(3): 213–216.

4. Arain SR, Ebert TJ. The efficacy, side effects, and recovery characteristics of dexmedetomidine versus propofol when used for intraoperative sedation. Anesth Analg. 2002; 95(2): 461–466, table of contents.

5. Xu H, Liu Y, Song W, Kan S, Liu F, Zhang D, et al. Comparison of cutting and pencil-point spinal needle in spinal anesthesia regarding postdural puncture headache: a

meta-analysis. Medicine (Baltimore). 2017; 96(14): e6527.

6. Richman JM, Joe EM, Cohen SR, Rowlingson AJ, Michaels RK, Jeffries MA, et al. Bevel direction and postdural puncture headache: a meta-analysis. Neurologist. 2006; 12(4): 224–228.

7. Strupp M, Brandt T, Muller A. Incidence of post-lumbar puncture syndrome reduced by reinserting the stylet: a randomized prospective study of 600 patients. J Neurol.

1998; 245(9): 589–592.

8. Hamzei A, Basiri-Moghadam M, Pasban-Noghabi S. Effect of dexamethasone on incidence of headache after spinal anesthesia in cesarean section. A single blind randomized controlled trial. Saudi Med J. 2012; 33(9): 948–953.

9. Turnbull DK, Shepherd DB. Post-dural puncture headache: pathogenesis, prevention and treatment. Br J Anaesth. 2003; 91(5): 718–729.

5 | 痔

郑奎荣（Gyu Young Jeong）

5.1 概述

痔的病理生理学一直未确定，直到1975年才被Thomson明确定义为血管衬垫[1]。肛管处较厚的海绵状黏膜下层并不是痔，而是由痔上动脉与痔中动脉（痔血管丛）在黏膜下层重叠形成的肛垫。肛垫中不仅有血管，还有肌纤维，源于联合纵肌和内括约肌的肌纤维可将肛垫固定于内括约肌（图5-1）。肛垫在排便时

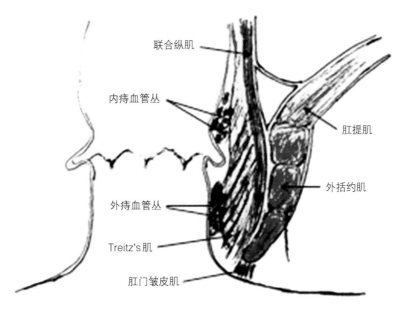

图5-1 痔血管丛与联合纵肌的关系
源于联合纵肌和内括约肌的肌纤维可将肛垫固定在内括约肌上，肛垫在排便时充血扩张，可保护内括约肌。

充血扩张,可保护内括约肌。内痔血管丛由痔上动脉和痔中动脉供应。外痔血管丛由痔下动脉供应。静脉血回流入痔上、中、下静脉。

5.2 病理生理学

关于痔的发生有几种假说,如肛垫肥大充血引起的循环障碍,肛垫下移,肛垫支撑组织断裂,内痔血管丛异常扩张。与痔的发生有关的因素还有遗传、年龄、肛门括约肌压力、饮食习惯、工作、便秘、怀孕等[2]。最可信的假说是滑动理论,即痔的发生是由支撑痔血管丛的肌纤维组织弹性下降变弱发生断裂而导致(图5-2)。

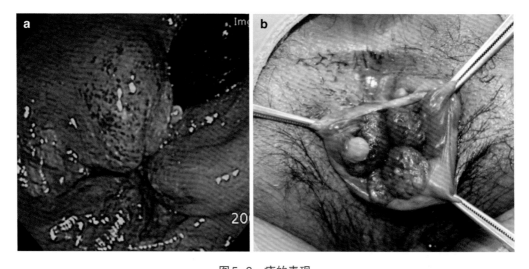

图5-2 痔的表现

(a)直肠镜倒镜后肛门直肠区域视图,可见内痔。(b)同一患者肛门外观视图,可见内痔脱出。

5.3 分类

齿状线以上的痔为内痔,通常被直肠黏膜覆盖。齿状线以下的痔为外痔,外覆鳞状上皮。如果同时存在内痔、外痔,在齿状线附近相融合,称为混合痔。内痔根据脱垂程度可分为Ⅰ～Ⅳ度(图5-3)。

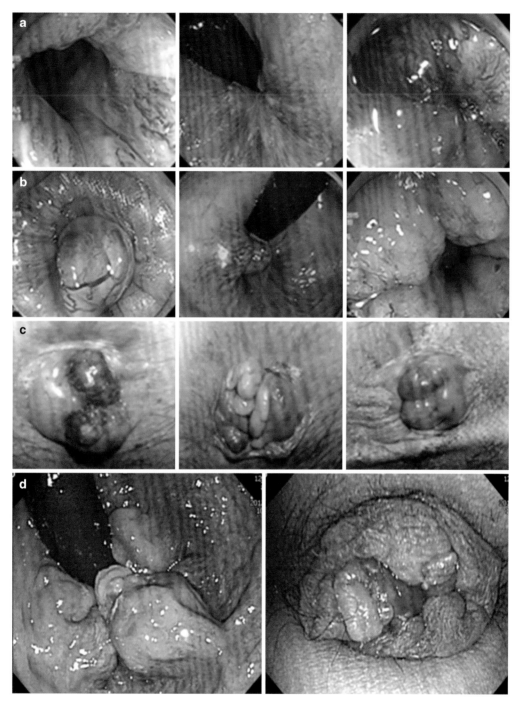

图5-3　内痔分期

（a）Ⅰ度：肛垫处有出血，但不脱出。（b）Ⅱ度：肛垫组织在排便时脱出肛门，但能自
行回纳。（c）Ⅲ度：肛垫组织在排便或努挣时脱出肛外，需用手回纳。（d）Ⅳ度：肛
垫组织持续脱出肛外且不能回纳。

5.4 诊断

检查时,尽量使患者处于放松状态,并将诊断过程向患者详细解释,这样患者不会感觉到不安。诊断时最重要的是采集病史。痔最常见的症状是出血和脱出。便血表现为滴血,严重时,呈喷射状。出血一般发生在内痔,并可伴有贫血。根据痔脱垂的程度来选择治疗方法,如果持续脱出,可能伴有肛门瘙痒。痔如果不出现并发症就不会有疼痛症状,但血栓、溃疡和嵌顿痔会有严重的疼痛和不适。可以通过仔细的视诊、触诊、指检等必要的体格检查进行诊断[3,4]。肛门直肠生理学检查不能帮助痔的诊断,但可以帮助预测术后大便失禁的可能性,并评估相应的括约肌功能。此外,通过全面的视诊、触诊和指检,对于鉴别是否伴有克罗恩病、肛裂、血栓性痔、脓肿或肿瘤等病变非常重要。通过出血的颜色和出血的表现,可以判断是否为痔出血,但是对于处于结肠癌筛查年龄或有家族肿瘤史的患者,结肠镜检查至关重要[5]。

5.5 治疗

临床上有许多治疗痔的方法。要为患者选择合适的治疗方法,医生必须对痔的病理、生理学有清晰的认识。传统来说,痔的治疗是应根据脱垂的程度、症状的严重度和痔的外观而定。通常可在门诊治疗,但因患者的意愿、国际医疗保险条件和不同医生的经验而异。因此,制定包括痔病在内的门诊治疗标准指南并不容易。

5.5.1 饮食和生活方式的调整

保守治疗的关键是饮食习惯和生活方式的改变。便秘是导致痔的主要原因,因为便秘会使患者如厕时间过长,努挣排便。因此,治疗便秘很重要。患者需足量饮水,摄入大量纤维素或添加纤维素的食物[6,7]。建议患者同时服用益生菌,因其可改善患者因服用纤维素引起的腹部不适和胀气。在极少数情况下,患者摄入纤维素后粪便会变硬,可联合高渗性泻药,如乳果糖。至少要持续6周治疗才能起效。温水坐浴可改善血液循环,缩小扩张的痔静脉丛,使排便时括约肌放松从而止血。每天温水坐浴2～3次，每次5～10 min。对于血栓性痔，有时推荐冷敷，但温水坐浴疗效更好。重要的是治疗过程中不要饮酒，酒精会扩张血管，有时还会引起腹泻，加重症状。

5.5.2 药物治疗

有许多外用药品可改善痔的症状，如乳霜、洗剂、栓剂、局部麻醉药等，但多凭经验使用，难以证实有效性。治疗主要有软膏、栓剂和口服药。药物能促进淋巴引流、增加毛细血管通透性、强化血管壁、局部麻醉作用和抗炎作用等。对于便血为主的Ⅰ度、Ⅱ度内痔，疗效更为显著，而对于脱出为主的痔疮则效果一般[8]。栓剂或软膏不易放入或置入准确的部位，许多患者将栓剂插入过深或将药膏涂于肛周。药物治疗，同时配合饮食和生活方式的改变，才能有好的疗效。

5.5.3 器械治疗

过去人们使用的人工扩肛（Lord手术，1968）和冷冻疗法，由于存在大便失禁的风险，已不再使用。最常用的器械疗法是胶圈套扎，以及硬化疗法和红外线凝固疗法，而胶圈套扎疗法的效果最为明显[9]。

5.5.3.1 胶圈套扎

胶圈套扎（1954）是内痔治疗的常用方法，通常无须麻醉，故能代替一部分手术治疗[10,11]。主要原理是用特制的套扎器结扎痔静脉丛，局部缺血坏死、脱落，形成溃疡，愈合瘢痕可以起到固定作用（图5-4）。这项技术操作简单，但如果套扎在齿状线以下，患者会有明显疼痛，因此，需在齿状线上方约2 cm处套扎。操作时先清洁直肠，置入肛门镜确认痔静脉丛位置，再进行套扎。建议先套扎1个痔核，检查愈合情况，待1个月后再行下次套扎。有研究报道一次可套扎3个痔核，但建议每次最多套扎2个[12]。套扎后，应给患者服用纤维素和粪便软化剂。套扎治疗的并发症不多，但仍可能引起盆腔炎，因此，在术后第1天需要用抗生素。此外，套扎后外痔可能出现血栓，建议患者温水坐浴。胶圈套扎和痔切除术一样，应告知患者在术后第1周有2%的患者可能出血，原因是痔核组织坏死脱落。使用抗凝药物的患者不应采用套扎治疗，因为有25%的患者使用华法林

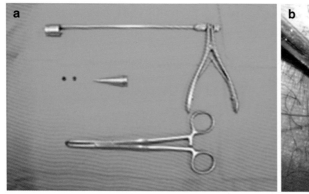
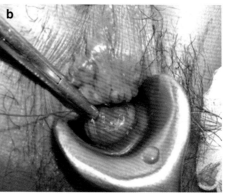

图5-4　胶圈套扎

（a）McGivney式套扎器。（b）在齿状线以上套扎痔静脉丛。

会出血,而使用其他抗凝药物,如阿司匹林也有约7%的患者发生出血[13]。据报道,胶圈套扎的复发率为11%～49%,但其优点是复发时可重复治疗[9,14]。胶圈套扎术操作简单,费用低廉,无须麻醉,可治疗1～3个内痔,患者满意度较高,已被广泛应用。

5.5.3.2　硬化疗法

可用于Ⅰ～Ⅲ度内痔,但一般用于不适合胶圈套扎治疗或凝血功能异常的Ⅰ～Ⅱ度内痔患者。不同国家使用不同的硬化剂,但5%的苯酚杏仁油使用得最多[15]。最近,有报道使用Zion注射液（单宁酸硫酸铝钾）硬化治疗,效果显著[16,17]。药物硬化注射治疗的原理是:通过在黏膜下层注射硬化剂,使血管收缩、凝固和纤维化,导致组织固定。报道显示,该方法疗效差异较大,其与胶圈套扎术一样,并发症虽然少见,但也可能引发严重并发症,如前列腺脓肿、腹膜后脓肿等,因此有必要预防性使用抗生素[18,19]。

5.5.3.3　红外线凝固

这种疗法的原理是直接用红外线照射痔核,导致痔核内蛋白质坏死。通常适用于Ⅰ度或Ⅱ度内痔,如果复发可以重复使用。最近的报道,其与胶圈套扎疗效相似,但一般不用于Ⅲ度或Ⅳ度内痔。

5.5.4　手术治疗

痔切除术适用于伴有外痔、溃疡、嵌顿、绞窄、广泛血栓形成、肛乳头肥大、肛裂或胶圈套扎治疗失败的病例。与非手术治疗相比,它是治疗Ⅲ～Ⅳ度内痔的最佳方法[9]。在欧美等西方国家,痔手术多在门诊局部麻醉和浅度麻醉下进行。但传统来说多采用住院手术和硬膜外麻醉,这样更能减少患者焦虑,有利于术后管理。手术的体位可由术者决定,可采用俯卧折刀位或膀胱截石位,但为了便于助手操作,更倾向于采用俯卧折刀位手术。

5.5.4.1 痔切除术(开放式和闭合式)

由于医生、器械和时代不同,有各种痔切除方法,但目前最常用的方法是痔切除术、痔结扎切除术以及吻合器痔切除固定术。切除并结扎痔核残端是世界上应用较广泛的方法之一。采用1∶200 000的肾上腺素稀释后注射到需要切除的痔黏膜下层,2～3 min后再将痔核切除。黏膜下注射可减少出血,且更容易将痔静脉丛与内括约肌分离。用镊子夹住要切除的皮肤包括外痔,用手术刀划切除范围,然后用刀片或组织剪分离组织,注意不要切除与外痔紧密相连的外括约肌皮下部。由联合纵肌产生的部分肌纤维穿过内括约肌,与痔静脉丛及血管相连。术中牵拉痔静脉丛使肌肉纤维紧张,切断部分紧张的肌纤维,可以在不损伤内括约肌的情况下轻松分离痔静脉丛。该手术的诀窍是使用组织剪,由于它不是特别尖锐,故可减少血管损伤出血。切除范围从肛缘开始,不要>1 cm,肛管处的切口窄一些。切开后,使用2-0或3-0可吸收线结扎,不会打滑,容易结扎,一般需连续结扎2次(图5-5)。切除顺序通常从肛门左侧开始,先处理大的痔核。在切除肛门后侧的痔核时,建议尽量缩小切除范围,因为排便时肛门后侧压力较高,会延迟术后伤口愈合。一次尽量切除不超过4个痔核,以防过度切除引起的肛门狭窄。没有症状的小痔核可以不用处理,必要时可在门诊局部麻醉下治疗。创面闭合[20]或开放[21]可能有不同的结果(图5-6)。术前应确定是采用闭合式手术还是开放式手术,半闭合手术应用也比较广泛[22]。闭合式痔切除术或半闭合式痔切除术,常采用3-0或4-0可吸收线缝合创面。通常情况下,闭合式手术愈合快,疼痛少,并发症少[23-25]。笔者团队开展的前瞻性随机研究也证实了相同的结果。

部分外科医生倾向采用半闭合式手术,缝合黏膜部分创面而保持肛缘外侧切口开放。无论采用哪种手术方式治疗,疗效都令人满意,因此建议术者使用自身比较擅长的手术方式。如环状嵌顿混合痔剧烈疼痛,只需切除3～4块有较大

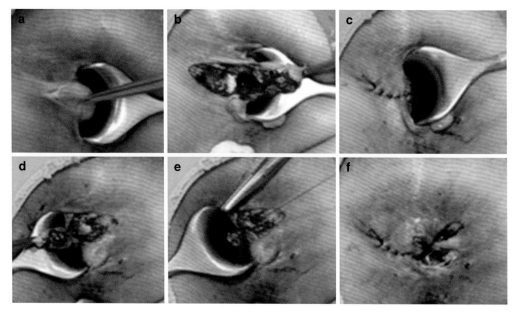

图5-5　痔切除术

（a）在外痔区域，用镊子夹住要切除的外痔皮肤，用手术刀标记出切除线。（b）然后用手术刀或组织剪切除外痔，由于外痔与皮下外括约肌紧密相连，所以切开时要仔细，以免损伤外括约肌皮下部。（c）切除外痔后，创面可以开放或闭合。此图是闭合式痔切除术。（d）开放式痔切除术和闭合式痔切除术的操作步骤是一样的，区别在于切除外痔后，创面保持开放状态。（e）切除外痔游离组织后，用2-0可吸收线结扎痔核残端。（f）患者的创面分别采用开放式和闭合式处理。

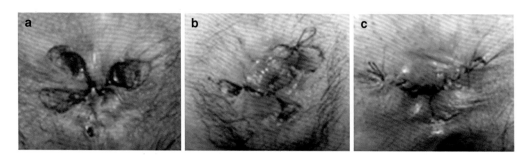

图5-6　痔切除术的三种不同的创面处理方法

（a）开放式，Milligan-Morgan痔切除术。（b）半闭合式。（c）闭合式，Ferguson痔切除术。

血栓的痔，切开外痔皮肤，清除血栓，保留其余组织。肛管静息压较高的患者，无须单独再行内括约肌侧方切开术，因为与痔切除术联合括约肌切开术相比没有明显优势。较多研究报道，双极能量装置、LigaSure或超声刀用于痔切除术疼痛较轻，但费用过高[26-28]。

5.5.4.2 痔上黏膜切除钉合术

Longo医生在1998年发明了痔上黏膜切除钉合术（procedure for prolapsing hemorrhoids, PPH），该术式理论基础是肛垫下移学说，认为痔是由于肛垫下移，使痔上或痔中血管拉伸变形而致。因此，通过阻断痔上血管的血流，将脱垂的直肠黏膜悬吊，肛垫复位可使痔核萎缩[29]。PPH一般用于Ⅲ度或Ⅳ度内痔治疗，必要时可同时切除部分外痔。PPH也可以牵拉外痔进肛管，随着时间推移，外痔缩小，症状消失。对于Ⅱ度内痔，胶圈套扎比PPH更简单、方便。

PPH由环形吻合器、钩线器、环形扩肛器和荷包缝合肛门镜组成。手术时用不可吸收的缝线，在齿状线以上2～4 cm的黏膜及黏膜下层做环形荷包。对于女性患者，切忌进针过深，防止缝入肌层或者阴道。荷包缝合部位应在齿状线以上至少2 cm处，可防止肛管黏膜或内括约肌被钉入。如不加以预防，可能会引发严重的术后疼痛。为了保持荷包线在合适的位置，可先用电刀在拟缝合处作一个圆形标记。如果荷包线位置过高，术后仍会有痔脱垂。吻合器击发后，握紧手柄等待约1 min后再释放，这样可有效防止吻合口出血。近年来，选择性痔上黏膜切除钉合术比环形黏膜切除钉合术更为流行（图5-7）[30-32]。

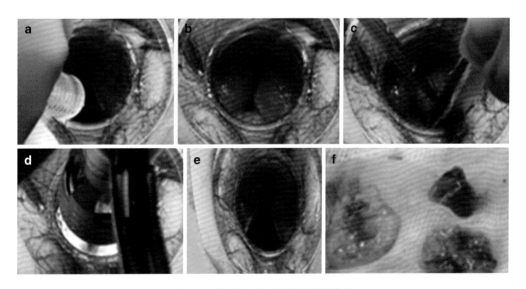

图5-7　选择性痔上黏膜切除钉合术

（a）局部注射肾上腺素和利多卡因混合液可减轻吻合器击发时的疼痛。（b）肛门镜下见黏膜隆起突出。（c）用不可吸收缝线进行荷包缝合。（d）击发吻合器。（e）吻合器击发取出后，切开3个黏膜桥。（f）切除的痔组织。

相较于其他现有的手术,PPH疼痛更少,住院时间更短,患者能更快回到日常生活中[33,34]。结扎切除手术疼痛明显,而PPH术后仅为钝痛或肛门坠胀感。PPH术后并发症与其他手术相似,但在极少数情况下,可发生盆腔周围及腹膜后严重感染[35],至今已有4例死亡病例报道[36]。因此,围术期静脉使用抗生素可保证安全。也有直肠阴道瘘(rectovaginal fistula, RVF)的报道,为了防止这种情况,在做荷包缝合时,不能缝入阴道后壁。PPH的疼痛小于痔切除术,但10年远期随访显示,PPH复发率超过30%。PPH术后复发的原因尚存争议,但从血管增生的发病机制来看,PPH实际上并未阻断血流[37,38]。这可能是Ⅲ、Ⅳ度痔的复发率高于结扎切除术的原因。根据我们的经验,PPH完成后,如果吻合口距离齿状线过高,虽然疼痛轻,但复发率高。因此,建议吻合口位置在齿状线上方1 cm内。

5.6　术后并发症

5.6.1　术后疼痛

术后疼痛是患者不愿接受痔手术的主要原因之一。术后疼痛与痔的程度、患者的疼痛敏感性和手术技术有关。过度切除可导致排便时裂痛不适。手术中括约肌的损伤和结扎会引起排便后括约肌痉挛,产生严重疼痛且持续时间长,因此,手术时一定要注意不要结扎到括约肌。

临床有多项尝试减少术后疼痛的研究,其中有切开部分内括约肌缓解肌肉痉挛,从而减轻术后疼痛的方法,但有很高的大便失禁风险[39]。对于重度痔疮,为了避免可能出现的术后严重疼痛或者术后肛门狭窄,医生也会切开部分内括约肌。也有报道,在手术结束时局部注射肉毒杆菌素或丁哌卡因减少术后疼痛[40-42]。还有报道,使用地尔硫卓或硝酸甘油(glyceryl trinitrate, GTN)软膏外涂防止术后内括约肌痉挛,减轻疼痛[43-45]。目前,大多数患者术后会使用自控镇痛进行疼痛管理,并联合消炎镇痛药。患者术后便秘,用力排便会导致疼痛加重,因此可以使用高纤维饮食和粪便软化剂来帮助排便。但如果粪便软化剂使用后引起腹泻,反而会加重患者疼痛,因此术后防止腹泻非常重要。抗生素是否有助于减轻术后疼痛尚存在争议,但可以应用于感染风险高的患者或PPH患者[46]。

5.6.2 尿潴留

约10%的患者会出现术后尿潴留,老年男性为主。尿潴留是影响痔日间手术效果的主要因素之一。引起尿潴留的因素有硬膜外麻醉、静脉补液过多、肛管内纱布填塞、直肠疼痛和痉挛等[47,48]。如果患者术后6～8 h仍没有排尿,就必须导尿排空膀胱。用温水冲肛门,双手从脐向下按压腹部也有助于排尿。

5.6.3 术后出血

术后出血有两种,一种是术后即刻出血,另一种是术后1～2周后出现的迟发性出血。

术后即刻出血,如为创面出血,可加压止血;如从肛门流出大量鲜血,多为结扎部位出血,需立即在手术室内寻找出血部位并有效止血。迟发性出血发生率约为1%,最明显症状就是肠蠕动活跃,类似腹泻排出大量暗红色血液。病情严重时,患者可能会出现眩晕并晕倒。在患者出院之前,须告知患者存在迟发性出血的可能性,一旦发生这种情况必须立即来医院就诊。患者到达医院后,在积极补液的同时到手术室行出血部位止血处理。外科医生必须认识到,即使用止血药仍有可能继续出血,而且随着血压降低,出血貌似停止,实则更不利于探查寻找出血的部位,所以应尽量找到出血点,如实在无法确定出血部位,应在肛内用止血纱布压迫止血。

5.6.4 创面愈合缓慢和肛门狭窄

痔切除术后期,最常见的并发症是伤口愈合缓慢。一般情况下,痔手术创面会在术后6～8周内完全愈合,术后切口延迟愈合的发生率为1%～3%,其主要原因是肛门组织切除过多[49,50]。伤口愈合缓慢表现为反复渗液或少量出血和刺痛症状。预防是最好的治疗方法,一旦发生此类症状,建议参照肛裂的治疗方法,用硝酸银烧灼肉芽组织,并增加患者的纤维素摄入。针对肛门压力过高,可在对侧对应位置行内括约肌切开术。术中过度切除可导致术后肛门狭窄,肛门狭窄通常发生在伤口延迟愈合的患者,亦可发生于没有伤口延迟愈合的患者(图5-8)。一旦出现狭窄,可采用括约肌切开术或推移皮瓣术解决。如果采取括约肌切开术存在失禁的风险,推荐选择推移皮瓣术。推移皮瓣术后应联合纤维素口服。

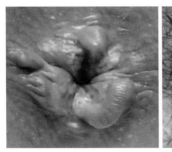
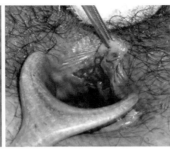
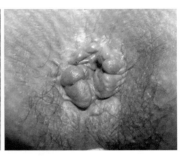

图5-8 痔切除术后创面愈合缓慢、肛裂、狭窄伴皮赘

5.7 特殊患者的手术治疗

　　血栓性外痔可在腹泻或便秘、过度用力或久坐如厕后发生,也可在没有任何特定因素的情况下发生(图5-9)[51]。血栓性外痔为圆形或椭圆形的深褐色肿块,早期疼痛明显,在发病48 h后疼痛减轻,可用热水坐浴、止痛剂或粪便软化剂

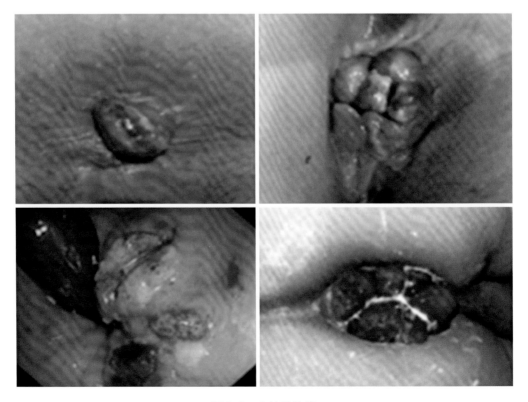

图5-9 血栓性外痔

治疗。但如果疼痛严重,应立即进行手术切除。与保守治疗相比,手术切除后恢复快、复发率低[52]。

　　脱垂痔不及时治疗常会伴随血运障碍,导致血栓性内痔的发生。如疼痛不明显,可用温水坐浴缓解症状。如为嵌顿型环状血栓痔,伴剧烈疼痛、渗液、水肿和不适,则应立即手术(图5-10)。术中切除较大的痔核,从创面剥离黏膜下血栓,可避免切口过大造成术后肛门狭窄。水肿明显者,术中勿损伤内括约肌或切除过多组织。如能住院后先用温水坐浴、镇痛治疗一段时间,待水肿消退再行手术治疗,可降低术后并发症发生率。

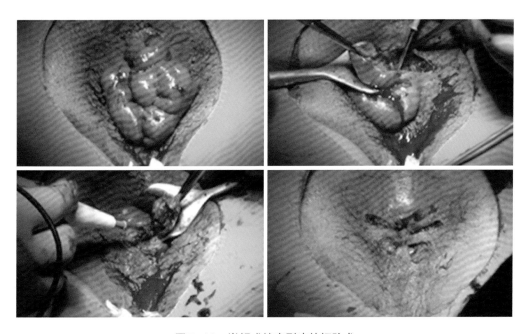

图5-10　嵌顿或绞窄型痔的切除术

　　痔合并门静脉高压患者,因直肠中、下静脉经腔静脉回流至心脏,理论上不会在痔切除术时造成严重出血[53]。门静脉高压主要由肝硬化引起,会有免疫力低下、凝血功能障碍,如果做痔手术,会有较高的出血风险,所以最好在改善凝血功能后,再考虑是否手术。不要一次切除所有痔核,每隔1周或者2周切除一部分。

　　怀孕期间或产后,痔的症状可能会加重,但多数患者在一段时间后症状会改善。如产后3个月,经保守治疗后仍有痔疮脱垂或持续出血,应考虑手术治疗。如嵌顿痔伴血栓形成及剧烈疼痛者,需手术治疗。患者在局部麻醉下取侧卧位进行手术,切除引起症状的明显痔核[54]。

溃疡性结肠炎或克罗恩病患者,痔的症状会因腹泻而加重。如果腹泻改善,痔症状也会改善。溃疡性结肠炎处于稳定期,可择期手术治疗,术后并发症的风险不高。但克罗恩病患者,术后并发症风险高,伤口愈合缓慢,属于手术的禁忌[55,56]。

免疫功能低下的白血病、淋巴瘤、艾滋病患者,若不是嵌顿型血栓性痔,应采用保守治疗,避免手术,因为患者术后创面愈合困难,容易发生脓肿。如必须手术,则应首先纠正凝血因子,并在术前使用抗菌药物[57]。

5.8　小结

内痔的主要症状是出血,而外痔的症状是疼痛。医生治疗痔时应有丰富的经验,能根据患者的症状进行合适的检查。大部分痔患者的症状可以通过保守治疗得到改善。如果出血症状难以改善,内痔胶圈套扎术可以有效治疗出血。脱垂痔或保守治疗后复发的痔最好采用手术切除。术后最常见和最不适的并发症是疼痛,故术后疼痛管理很重要。

外科医生应了解术后其他并发症,尤其是出现尿潴留或发热后,应先考虑手术部位的感染,并立即进行针对性治疗。

（译者：张强、丁雅卿,审校：崔喆）

 参考文献

1. Thomson WHF. The nature of hemorrhoids. Br J Surg. 1975; 62: 542–552.

2. Haas PA, Fox TA Jr, Haas GP. The pathogenesis of hemorrhoids. Dis Colon Rectum. 1984; 27: 442–450.

3. Banov L, Knoepp LF, Erdman LH, Alia RT. Management of hemorrhoidal disease. J S C Med Assoc. 1985; 81: 398.

4. Harish K, Harikumar R, Sunilkumar K, Thomas V. Videoanoscopy: useful technique in the evaluation of hemorrhoids. J Gastroenterol Hepatol. 2008; 23: e312–317.

5. Gralnek IM, Ron-Tal Fisher O, Holub JL, Eisen GM. The role of colonoscopy in evaluating hematochezia: a population-based study in a large consortium of endoscopy practices. Gastrointest Endosc. 2013; 77: 410–418.

6. Johannsson HO, Graf W, Pahlman L. Bowel

habits in hemorrhoid patients and normal subjects. Am J Gastroenterol. 2005; 100: 401–406.

7. Garg P, Singh P. Adequate dietary fiber supplement along with TONE concept can helf avoid surgery in most patients with advanced hemorrhoids. Minerva Gastroenterol Dietol. 2017; 63: 92–96.

8. Alonso-Coello P, Zhou Q, Martinez-Zapata MJ, et al. Meta-analysis of flavonoids for the treatment of hemorrhoids. Br J Surg. 2006; 93: 909–920.

9. MacRae HM, McLeod RS. Comparison of hemorrhoidal treatment modalities: a meta-analysis. Dis Colon Rectum. 1995; 38: 687–694.

10. Law WL, Chu KW. Triple rubber band ligation for hemorrhoids: prospective, randomized trial of use of local anesthetic injection. Dis Colon Rectum. 1999; 42(3): 363–366.

11. Bayer I, Myslovaty B, Picovsky BM. Rubber band ligation of hemorrhoids. Convenient and economic treatment. J Clin Gastroenterol. 1996; 23(1): 50–52.

12. Khubchandani IT. A randomized comparison of single and multiple rubber band ligations. Dis Colon Rectum. 1983; 26(11): 705–708.

13. Iyer VS, Shrier I, Gordon PH. Long-term outcome of rubber band ligation for symptomatic primary and recurrent internal hemorrhoids. Dis Colon Rectum. 2004; 47: 1364–1370.

14. El Nakeeb AM, Fikry AA, Omar WH, et al. Rubber band ligation for 750 cases of symptomatic hemorrhoids out of 2200cases. World J Gastroenterol. 2008; 14: 6525–6530.

15. Khoury GA, Lake SP, Lewis MC, Lewis AA. A randomized trial to compare single with multiple phenol injection treatment for haemorrhoids. Br J Surg. 1985; 72(9): 741–742.

16. Yano T, Nogaki T, Asano M, Tanaka S, Kawakami K, Matsuda Y. Outcomes of case-matched injection sclerotherapy with a new agent for hemorrhoids in patients treated with or without blood thinners. Surg Today. 2013; 43: 854–858.

17. Miyamoto H, Hada T, Ishiyama G, Ono Y, Watanabe H. Aluminum potassium sulfate and tannic acid sclerotherapy for Goligher grades II and III hemorrhoids: results from a multi-center study. World J Hempatol. 2016; 8: 844–849.

18. Guy RJ, Seow-Choen F. Septic complications after treatment of haemorrhoids. Br J Surg. 2003; 90: 147–156.

19. Admi B, Eckardt VF, Suermann RB, Karbach U, Ewe K. Bacteremia after proctoscopy and hemorrhoidal injection sclerotherapy. Dis Colon Rectum. 1981; 24: 373–374.

20. Ferguson JA, Mazier WP, Ganchrow MI, Friend WG. The closed technique of hemorrhoidectomy. Surgery. 1971; 70(3): 480–484.

21. Milligan ET, Morgan CN. Surgical anatomy of the anal canal and the operative treatment of hemorrhoids. Lancet. 1937; 2: 119–124.

22. Ruiz-Moreno F. Hemorrhoidectomy–how I do it: semiclosed technique. Dis Colon Rectum. 1977; 20(3): 177–182.

23. Ho YH, Seow-Choen F, Tan M, Leong AF. Randomized controlled trial of open and closed haemorrhoidectomy. Br J Surg. 1997; 84(12): 1729–1730.

24. Gencosmanoglu R, Sad O, Koc D, Inceoglu R. Hemorrhoidectomy: open or closed technique? A prospective, randomized clinical trial. Dis Colon Rectum. 2002; 45(1): 70–75.

25. Bhatti MI, Sajid MS, Baig MK. Milligan-Morgan (open) versus Ferguson haemorrhoidectomy (closed): a systematic review and meta-analysis of published randomized, controlled trials. World J Surg. 2016; 40: 1509–1519.

26. Xu L, Chen H, Lin G, Ge Q. Ligasure versus Ferguson hemorrhoidectomy in the treatment of hemorrhoids: a meta-analysis of randomized control trials. Surg Laparosc Endosc Percutan Tech. 2015; 25: 106–110.

27. Mushaya CD, Caleo PJ, Bartlett L, Buettner PG, Ho YH. Harmonic scalpel compared with conventional excisional haemorrhoidectomy: a meta-analysis of randomized controlled trials. Tech Coloproctol. 2014; 18: 1009–1016.

28. Tsunoda A, Sada H, Sugimoto T, et al. Randomized controlled trial of bipolar diathermy vs ultrasonic scalpel for closed hemorrhoidectomy. World J Gastrointesti Surg. 2011; 3: 147–152.

29. Longo A. Treatment of haemorrhoidal disease by reduction for mucosa and haemorrhoidal prolapse with a circular stapling device: a new procedure-6th World Congress of Endoscopic Surgery. Mundozzi Editore. 1998. p. 777–784.

30. Lin HC, He QL, Ren DL, Peng H, Xie SK, Su D, et al. Partial stapled hemorrhoidopexy: a minimally invasive technique for hemorrhoids. Surg Today. 2012; 42(9): 868–875.

31. Lin HC, Ren DL, He QL, Peng H, Xie SK, Su D, et al. Partial stapled hemorrhoidopexy versus circular stapled hemorrhoidopexy for grade III-IV prolapsing hemorrhoids: a two-year prospective controlled study. Tech Coloproctol. 2012; 16: 337–343.

32. Jeong H, Hwang S, Ryu KO, Lim J, Kim HT, Yu HM, et al. Early experience with a partial stapled hemorrhoidopexy for treating patients with grades III-IV prolapsing hemorrhoids. Ann Coloproctol. 2017; 33: 28–34.

33. Shao WJ, Li GC, Zhang ZH, Yang BL, Sun GD, Chen YQ. Systematic review and meta-analysis of randomized controlled trials comparing stapled haemorrhoidopexy with conventional haemorrhoidectomy. Br J Surg. 2008; 95(2): 147–160.

34. Watson AJ, Hudson J, Wood J, Kilonzo M, Brown SR, McDonald A, Norrie J, Bruhn H, Cook JA, eTHoS Study Group. Comparison of stapled haemorrhoidopexy with traditional excisional surgery for haemorrhoidal disease (eTHoS): a pragmatic, multicentre, randomised controlled trial. Lancet. 2016; 388: 2375–2385.

35. van Wensen RJ, van Leuken MH, Bosscha K. Pelvic sepsis after stapled hemorrhoidopexy. World J Gastroenterol. 2008; 14(38): 5924–5926.

36. Faucheron JL, Voirin D, Abba J. Rectal perforation with life-threatening peritonitis following stapled haemorrhoidopexy. Br J Surg. 2012; 99: 746–753.

37. Aigner F, Bodner G, Gruber H, Conrad F, Fritsch H, Margreiter R, Bonatti H. The vascular nature of hemorrhoids. J Gastrointest Surg. 2006; 10: 1044–1050.

38. Kalafateli M, Triantos CK, Nikolopoulou V, Burroughs A. Non-variceal gastrointestinal bleeding in patients with liver cirrhosis: a review. Dig Dis Sci. 2012; 57: 2743–2754.

39. Emile SH, Youssef M, Elfeki H, Thabet W, El-Hamed TM, Farid M. Literature review of the role of lateral internal sphincterotomy (LIS) when combined with excisional hemorrhoidectomy. Int J Color Dis. 2016; 31: 1261–1272.

40. Siddiqui MR, Abraham-Igwe C, Shangumanandan A, Grassi V, Swift I, Abulafi AM. A literature review on the role of chemical sphincterotomy after Milligan-Morgan hemorrhoidectomy. Int J Color Dis. 2011; 26: 685–692.

41. Gorfine SR, Onel E, Patou G, Krivokapic ZV. Bupivacaine extended-release liposome injection for prolonged postsurgical analgesia

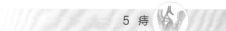

in patients undergoing hemorrhoidectomy: a multicenter, randomized, double-blind, placebo-controlled trial. Dis Colon Rectum. 2011; 54: 1552–1559.

42. Haas E, Onel E, Miller H, Ragupathi M, White PF. A double-blind, randomized, active-controlled study for post-hemorrhoidectomy pain management with liposome bupivacaine, a novel local analgesic formulation. Am Surg. 2012; 78: 574–581.

43. Sugimoto T, Tsunoda A, Kano N, Kashiwagura Y, Hirose K, Sasaki T. A randomized, prospective, double-blind, placebo-controlled trial of the effect of diltiazem gel on pain after hemorrhoidectomy. World J Surg. 2013; 37: 2454–2457.

44. Amoli HA, Notash AY, Shahandashti FJ, Kenari AY, Ashraf H. A randomized, prospective, double-blind, placebo-controlled trial of the effect of topical diltiazem on posthaemorrhoidectomy pain. Color Dis. 2011; 13: 328–332.

45. Liu JW, Lin CC, Kiu KT, Wang CY, Tam KW. Effect of glyceryl trinitrate ointment on pain control after hemorrhoidectomy: a meta-analysis of randomized controlled trials. World J Surg. 2016; 40: 215–224.

46. Wanis KN, Emmerton-Coughlin HM, Coughlin S, Foley N, Vinden C. Systemic metronidazole may not reduce posthemorrhoidectomy pain: a meta-analysis of randomized controlled trials. Dis Colon Rectum. 2017; 60: 446–455.

47. Vinson-Bonnet B, Higuero T, Faucheron JL, Senejoux A, Pigot F, Siproudhis L. Ambulatory haemorrhoidal surgery: systematic literature review and qualitative analysis. Int J Color Dis. 2015; 30: 437–445.

48. Toyonaga T, Matsushima M, Sogawa N, Jiang SF, Matsumura N, Shimojima Y, Tanaka Y, Suzuki K, Masuda J, Tanaka M. Postoperative urinary retention after surgery for benign anorectal disease: potential risk factors and strategy for prevention. Int J Color Dis. 2006; 21: 676–682.

49. Stelzner F. Hemorrhoidectomy–a simple operation? Incontinence, stenosis, fistula, infection and fatalities. Chirurg. 1992; 63(4): 316–326.

50. Sayfan J. Complications of Milligan-Morgan hemorrhoidectomy. Dig Surg. 2001; 18(2): 131–133.

51. Wronski K. Etiology of thrombosed external hemorrhoids. Postepy Hig Med Dosw (Online). 2012; 66: 41–44.

52. Greenspon J, Williams SB, Uoung HA, Orkin BA. Thrombosed external hemorrhoids. Outcome after conservative or surgical management. Dis Colon Rectum. 2004; 47: 1493–1498.

53. Bernstein WC. What are hemorrhoids and what is their relationship to the portal venous system? Dis Colon Rectum. 1983; 26: 829–834.

54. Quijano CE, Abalos E. Conservative management of symptomatic and/or complicated haemorrhoids in pregnancy and the puerperium. Cochrane Database Syst Rev. 2005; (3): CD004077.

55. Cracco N, Zinicola R. Is haemorrhoidectomy in inflammatory bowel disease harmful? An old dogma re-examined. Color Dis. 2014; 16: 516–519.

56. D'Ugo S, Stasi E, Gaspari AL, Sileri P. Hemorrhoids and anal fissures in inflammatory bowel disease. Minerva Gastroenterol Dietol. 2015; 61: 223–233.

57. Morandi E, Merlini D, Salvaggio A, Foschi D, Trabucchi E. Prospective study of healing time after hemorrhoidectomy: influence of HIV infection, acquired immunodeficiency syndrome, and anal wound infection. Dis Colon Rectum. 1999; 42: 1140–1144.

6 肛裂

刘尚花（Sanghwa Yu）

6.1 概述

肛裂是肛管鳞状上皮层自肛缘到齿状线之间的纵向撕裂。它主要发生在肛管后侧，但有约10%的位于肛门前位，这种情况在女性中更常见。肛裂的主要症状是严重的撕裂样疼痛和手纸上染血，通过局部检查很容易确诊。患者的症状在数周到数月内仍未改善，会去医院就诊。经过详细询问病史和体格检查，肛裂的诊断较为容易。在急性肛裂患者中，肛门内括约肌横行肌纤维或皮赘增生比较少见。另外，肛乳头增生虽较少，但也有一定发生率（图6-1）[1]。

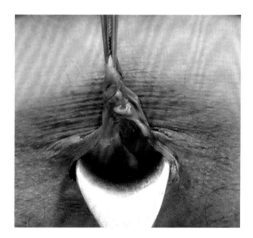

图6-1　慢性肛裂
可见增生的肛乳头、哨兵痔（外痔皮赘）和边缘隆起，显露肛门内括约肌纤维。

急性肛裂撕裂口边缘比较新鲜，一般不会伴增生。排便后疼痛持续数分钟至数小时，其严重程度因人而异。如果未经治疗超过6～8周，裂口的远端皮肤会发生水肿、变大，症状反复出现则会形成纤维化和皮赘增生（哨兵痔）。随着慢性轻度炎症反复发生于肛裂的创面处，引起齿状线附近肛裂顶端的肛乳头逐渐增生纤维化，并增大呈息肉状。同时，在裂口的基底部，白色内括约肌纤维也会显露出来（图6-2）。但如果症状比较轻，8周后可能不出现明显的慢性肛裂体征。

有时候严重的慢性炎症会经括约肌扩散,形成括约肌间脓肿,溃破后,形成括约肌间肛瘘(图6-3)。

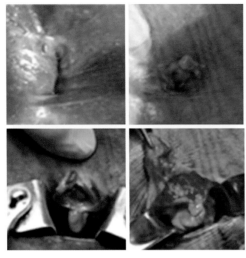

图6-2　肛裂急性期至慢性期局部表现　　　　图6-3　慢性肛裂伴括约肌间肛瘘

6.2　病理生理学

目前尚不清楚肛裂是肛门痉挛的结果,还是导致肛门痉挛的原因,但一般来说,肛管撕裂多由粗硬粪便所致。裂口的疼痛和对疼痛的恐惧导致排便紧张,引起内括约肌痉挛和压力变大,增加肛管压力,导致恶性循环,加重肛裂症状。大部分肛裂(90%)发生在肛门后侧,该区域皮肤相对缺乏弹性,血流量相对较低[2,3]。肛直角由耻骨直肠肌维系,排便时肛管后正中部位更容易受到粪便的挤压形成撕裂。由于直肠扩张会导致内括约肌松弛困难,故肛裂患者的最大静息压高于对照组,偶尔还会出现超慢波,但据报道,该波在肛裂术后会消失[4,5]。肛管高压会减少肛门黏膜的血流量,并导致局部缺血性改变。Klosterhalfen提供的尸体血管造影显示,痔动脉在肛门内括约肌有小分支,但在后中线,分支分布相对较少。据报道,肛管压力升高后局部缺血对周围组织影响明显[2]。多普勒血流测量显示,局部血流量和静息压之间呈负相关。但肛裂手术后,该区域压力下降,血液循环可恢复正常。目前尚不明确肛管静息压升高是肛裂的后果,还是原因。

约有10%的肛裂患者,裂口位于肛门前侧,可能由不同的病理生理学因素导致。多见于年轻女性和一些肛门外括约肌损伤或功能下降的患者。

约1%的非典型肛裂患者其裂口位于侧方、同时有多个裂口、裂口超过齿状线上方、裂口溃疡深达肛门内括约肌等,这些都是继发性肛裂的表现。需要通过充分的检查鉴别患者是否存在性病、白血病、肺结核、克罗恩病或肛门癌可能[6]。

6.3　治疗

6.3.1　保守治疗

大约50%的急性肛裂患者可以采用温水坐浴、摄入足量纤维素和粪便软化剂进行治疗[7]。最重要的是防止粗硬粪便对肛门黏膜造成损害,为此,应摄入足够的水和纤维素。排便引起的疼痛会增加患者肛门无意识收缩,从而引起肛管压力增高,所以软化粪便的同时需针对疼痛的症状进行治疗。温水坐浴可降低肛管压力,减轻疼痛,是治疗肛裂的重要方法[8]。保守治疗肛裂复发率较高,需建议患者长期摄入足量纤维素。

6.3.2　非手术治疗

据报道,约50%的慢性肛裂患者通过药物治疗有一定效果,但受到药物持续时间、剂量、频次以及患者的依从性等影响。在药物治疗中,持续用药非常重要,如果症状消失后立即停药或从一开始就未能规范治疗,则肛裂无法治愈。一旦开始进行药物治疗,患者必须坚持2～3个月,同时建议改变生活习惯。由于慢性肛裂患者的内括约肌张力高,保守治疗只对30%的患者有效。因此,治疗慢性肛裂时还应联合降低内括约肌张力的方法。

6.3.2.1　0.2%GTN软膏

自从有报道称一氧化氮或类似物质可松弛内括约肌,0.2%GTN软膏就开始用于治疗慢性肛裂,研究报道其成功率可达50%。从GTN治疗组与对照组的比较研究中发现,治疗组在改善症状和治愈率方面有明显优势[9]。但增加剂量,却不能进一步提高疗效,反而会增加不良反应的发生率[10,11]。GTN最常见的不良反应就是头痛,30%以上的患者使用后出现了头痛,因此约20%的患者会停用该药[12,13]。GTN软膏治疗约有一半患者会复发,其复发率远高于手术治疗[14],如果治疗无效,症状反复发作或由于不良反应停止用药,则应考虑注射肉毒杆菌素或手术治疗。

6.3.2.2 钙通道阻滞剂软膏

钙通道阻滞剂(2%地尔硫卓或硝苯地平)的疗效与GTN软膏相似,但头痛的不良反应较少,可作为慢性肛裂的首选治疗软膏[12,13]。然而,也有研究发现其疗效并未优于GTN[15,16]。钙通道阻滞剂外用软膏和口服药物具有相似的效果,但外用软膏较口服不良反应更少,如发生低血压等[17]。在肉毒杆菌素、GTN和地尔硫卓治疗慢性肛裂的对比研究中,治疗3个月后三种方法治愈率相当[18]。与GTN软膏用法类似,钙通道阻滞剂软膏也需要持续用药才能提高疗效。

6.3.2.3 肉毒杆菌素注射

肉毒杆菌素(A型)能抑制肌肉分泌乙酰胆碱,使肌肉松弛,从而降低肛管压力。这种药物作用会在几天内出现,并持续2~4个月。注射肉毒杆菌素在具体剂量、方法和注射部位上尚存在争议,一般在裂口的两侧各注射20单位。与GTN或钙通道阻滞剂相比,它的不良反应较少,但可能会出现排气失禁(18%)或大便失禁(5%)等暂时性并发症。报道显示注射肉毒杆菌素疗效达60%~80%[7,19],但复发率较高。复发时重复注射肉毒杆菌素治疗,可以达到与前期注射治疗类似的疗效[20]。有很多关于GTN、钙通道阻滞剂和肉毒杆菌素的研究,总的来说,肉毒杆菌素效果更好[21-23]。但几乎所有的研究采用的剂量、方法和注射点位置都不统一,因此很难有确定性结果。一般情况下,注射肉毒杆菌素可作为慢性肛裂局部软膏治疗失败后的二级治疗,对于术后大便失禁风险较高的患者(年轻和有产伤的女性),可考虑在手术前先试用一下[24,25]。

6.3.3 手术治疗

肛裂手术在术前应进行肛门超声检查、肛门直肠生理学检查和术前相关检查,如各类常规实验室检验、胸部X线检查和心电图检查。

一般来说,手术是在硬膜外麻醉下进行,但如果麻醉困难,也可以用利多卡因肾上腺素混合液进行局部麻醉,联合异丙酚静脉镇静。手术采用俯卧折刀位,用胶带牵开两侧臀部,暴露肛门。

6.3.3.1 内括约肌侧切术(开放式或闭合式)

手指扩肛术(1984年)是外科治疗肛裂的早期方法之一,但由于复发率和大便失禁风险高,已不再被推荐使用[9]。有报道称,球囊扩肛术疗效与内括约肌侧切术相似,但大便失禁风险较低,长期效果尚不清楚[26]。Eisenhammer的早期括约肌切开术是在肛门后侧进行的,结果显示术后肛门锁孔畸形导致大便失禁的发生率很高。Notaras提出改良术式——内括约肌侧切术,疗效相当,但术后大便失禁并发症明显减少。对于药物治疗失败的慢性肛裂患者,可以选择手术治疗。对于括约肌切开术尚存在一些争议,其中之一是采用开放式还是闭合式。闭合式手术是将手术刀在括约肌间插入至齿状线深度,将手术刀头转向肛门方向,左手示指在肛内引导,用手术刀切断内括约肌。为了防止括约肌断裂不完全,可在手术刀退出后,用手指按压局部以破坏残留的内括约肌纤维。开放术式是在肛门边缘作小切口,在切口处用血管钳将内括约肌与黏膜和外括约肌游离。血管钳固定内括约肌,用手术刀或剪刀切开内括约肌至齿状线,切口可保持开放或缝合(图6-4)。多项研究结果证实,闭合式和开放式的手术疗效相似[27-30],但闭合式内括约肌侧切术并发症和疼痛更明显。开放式可以在术前直视下确定切口范围,因此,并发症少,治愈率高。另一个争议是肛裂的切口范围。随着术后并发症(如排气失禁或大便失禁)患者的增加,Newstead等人采用个性化括约肌侧切术(按肛裂长度切开,而不是从齿状线切开)。前瞻性研究显示,个性化括约肌侧切术复发率与一般侧切术相似,但失禁的风险有所降低[31-33]。笔者将此术式与保守治疗结合,降低手术失败率和并发症。内括约肌侧切术与药物治疗相比,治疗慢性肛裂效果显著,其主要原因之一是患者对药物治疗容易忽视,未能坚持。虽然这一手术方法成功率很高,但对于括约肌有明显损伤、有肛门手术史、伴有炎症性肠病或先天性损伤的患者,应避免采用内括约肌侧切术。

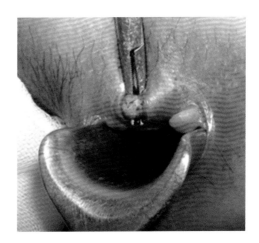

图6-4 开放式括约肌侧切术

6.3.3.2　肛裂切除术

肛裂切除术同时将肛裂的基底部、边缘、肥大的肛乳头和哨兵痔切除，使慢性裂口转化为急性创面，从而促进愈合。需要注意的是，如在肛裂切除部位进行括约肌切开术可能导致锁孔畸形。肛裂切除术一般单独进行，但当与外用软膏或肉毒杆菌素联合使用时，治愈率更高（57.8%～93%）[34,35]。在某些情况下，为了既防止括约肌痉挛，又不引起大便失禁，可在肛裂切除处采用直肠黏膜或肛周皮肤进行覆盖修补（图6-5）。

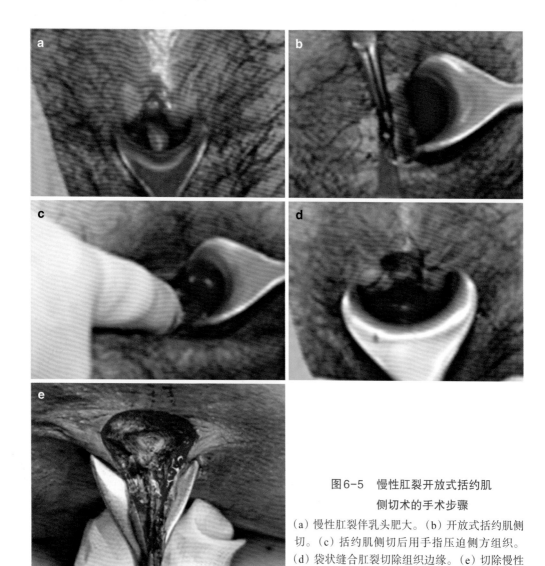

图6-5　慢性肛裂开放式括约肌
侧切术的手术步骤

（a）慢性肛裂伴乳头肥大。（b）开放式括约肌侧切。（c）括约肌侧切后用手指压迫侧方组织。（d）袋状缝合肛裂切除组织边缘。（e）切除慢性肛裂和肥大肛乳头及瘢痕组织，切口开放。

6.3.3.3　推移皮瓣术

推移皮瓣术通过采用血供良好的健康组织覆盖肛裂基底创面进行治疗。据报道,在慢性肛裂中,如果肛管压力不高,推移皮瓣术与肛裂切除术结合使用可获得较好的疗效,并降低肛门狭窄的风险[36,37]。通常使用V-Y瓣,但有时也使用岛状皮瓣技术。推移皮瓣术的有效率低于内括约肌侧切术,治疗后无效率为15%～20%[38]。

6.3.3.4　扩肛术

使用手指或肛门扩张器进行扩肛的效果不如内括约肌侧切术,而且永久性大便失禁的风险很高,因此不再推荐使用。然而,如今有报道称,用手指用力按压,或使用扩张器缓慢扩张肛门直径达48 mm,或使用气囊切断内括约肌纤维,会产生与内括约肌侧切术类似的效果[39],但笔者没有相关治疗经验。

6.4　特殊情况的处理

在妊娠期,便秘或激素水平变化可能会导致肛裂,但患者的肛管压力并不会明显增加。急性肛裂妊娠期患者,使用粪便软化剂或温水坐浴等保守治疗可以改善症状。治疗慢性肛裂,在不切开内括约肌的情况下,可采用肛裂切除术联合推移皮瓣术[40,41]。

克罗恩病患者的肛裂并不发生在肛门前侧或后侧,而表现为非典型性的病灶,如较深的溃疡等,并同时伴随其他肛门疾病,如肛瘘。如果克罗恩病得到适当的治疗,50%以上的肛周病变可以治愈,因此,应避免采用手术治疗。然而,如果保守治疗无效,且患者没有其他肛门直肠疾病,则可选择性地进行手术治疗(图6-6)[42,43]。

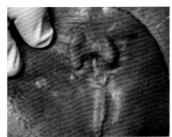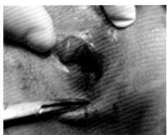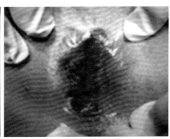

图6-6　非典型肛裂

非典型肛裂特征裂口呈多发、裂口大、位于侧方或呈不规则分布。

对于复发或肛裂未愈合的患者,可通过肛门超声检查内括约肌侧切术的效果。如果括约肌未完全断裂,可以在对侧再次行括约肌侧切术或推移皮瓣术(图6-7)。

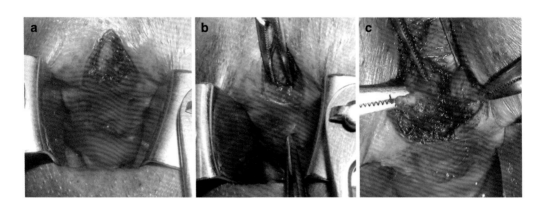

图6-7 肛裂复发

(a)括约肌切除不彻底导致肛裂复发。(b)保留内括约肌至齿状线。(c)内括约肌完全切开术。

儿童肛裂主要与便秘和功能性大便失禁有关,可通过治疗便秘和温水坐浴来治疗,大多数情况下,症状会在2周内消失。如果治疗2个月后仍没有疗效,可用外用软膏作为辅助治疗,但不建议手术治疗。

6.5 小结

肛裂伴肛门疼痛是常见的肛门疾病。在疾病早期,可以通过保守治疗的方法解决,如缓解括约肌痉挛和促进粪便软化。如这些治疗没有效果,可外用软膏治疗,通过缓解括约肌痉挛来降低肛管压力。如果治疗仍然无效,应考虑注射肉毒杆菌素或进行手术。最常见和安全的手术方法是内括约肌切开术,但由于它有大便失禁的风险,目前主要采用注射肉毒杆菌素或个性化的括约肌切开术(即切到肛裂溃疡顶部)。对于肛管压力没有增加的肛裂患者,应考虑进行肛裂切除术和推移皮瓣术。

(译者:王振宜,审校:姚一博)

参考文献

1. Clinical practice guideline for the management of anal fissures. Dis Colon Rectum. 2017; 60: 7–141.

2. Klosterhalfen B, Vogel P, Rixen H, Mittermayer C. Topography of the inferior rectal artery: a possible cause of chronic, primary anal fissure. Dis Colon Rectum. 1989; 32(1): 43–52.

3. Schouten WR, Briel JW, Auwerda JJ, De Graaf EJ. Ischaemic nature of anal fissure. Br J Surg. 1996; 83: 63–65.

4. Hancock BD. Measurement of anal pressure and motility. Gut. 1976; 17: 645–651.

5. Keck JO, Straniunas RJ, Coller JA, Barrett RC, Oster ME. Computer-generated profiles of the anal canal in patients with anal fissure. Dis Colon Rectum. 1995; 38: 72–79.

6. Lund JN, Scholefield JH. Aetiology and treatment of anal fissure. Br J Surg. 1996; 83: 1335–1344.

7. Wald A, Bharucha AE, Cosman BC, Whitehead WE. ACG clinical guideline: management of benign anorectal disorders. Am J Gastroenterol. 2014; 109: 1141–1157.

8. Gupta PJ. Randomized, controlled study comparing sitz-bath and no-sitz-bath treatments in patients with acute anal fissures. ANZ J Surg. 2006; 76: 718–721.

9. Nelson RL, Thomas K, Morgan J, et al. Non surgical therapy for anal fissure. Cochrane Database Syst Rev. 2012; (2): CD003431.

10. Altomare DF, Binda GA, Canuti S, Landolfi V, Trompetto M, Villani RD. The management of patients with primary chronic anal fissure: a position paper. Tech Coloproctol. 2011; 15: 135–141.

11. Scholefield JH, Bock JU, Marla B, Richter HJ, Athanasiadis S, Pröls M, Herold A. A dose finding study with 0.1%, 0.2%, and 0.4% glyceryl trinitrate ointment in patients with chronic anal fissures. Gut. 2003; 52: 264–269.

12. Ala S, Enayatifard R, Alvandipour M, Qobadighadikolaei R. Comparison of captopril (0.5%) cream with diltiazem (2%) cream for chronic anal fissure: a prospective randomized double-blind two-centre clinical trial. Color Dis. 2016; 18: 510–516.

13. Bailey HR, Beck DE, Billingham RP, Binderow SR, Gottesman L, Hull TL, Larach SW, Margolin DA, Milsom JW, Potenti FM, Rafferty JF, Riff DS, Sands LR, Senagore A, Stamos MJ, Yee LF, Young-Fadok TM, Gibbons RD, Fissure Study Group. A study to determine the nitroglycerin ointment dose and dosing interval that best promote the healing of chronic anal fissures. Dis Colon Rectum. 2002; 45: 1192–1199.

14. Berry SM, Barish CF, Bhandari R, Clark G, Collins GV, Howell J, Pappas JE, Riff DS, Safdi M, Yellowlees A. Nitroglycerin 0.4% ointment vs placebo in the treatment of pain resulting from chronic anal fissure: a randomized, double-blind, placebo-controlled study. BMC Gastroenterol. 2013; 13: 106.

15. Jonas M, Neal KR, Abercrombie JF, Scholefield JH. A randomized trial of oral vs. topical diltiazem for chronic anal fissures. Dis Colon Rectum. 2001; 44: 1074–1078.

16. Sajid MS, Whitehouse PA, Sains P, Baig MK. Systematic review of the use of topical

diltiazem compared with glyceryltrinitrate for the nonoperative management of chronic anal fissure. Color Dis. 2013; 15: 19–26.

17. Bulus H, Varol N, Tas A, Coskun A. Comparison of topical isosorbide mononitrate, topical diltiazem, and their combination in the treatment of chronic anal fissure. Asian J Surg. 2013; 36: 165–169.

18. Samim M, Twigt B, Stoker L, Pronk A. Topical diltiazem cream versus botulinum toxin a for the treatment of chronic anal fissure: a double-blind randomized clinical trial. Ann Surg. 2012; 255: 18–22.

19. Arroyo A, Perez F, Serrano P, et al. Long-term results of botulinum toxin for the treatment of chronic anal fissure: prospective clinical and manometric study. Int J Color Dis. 2005; 20: 267–271.

20. Nelson RL, Manuel D, Gumienny C, Spencer B, Patel K, Schmitt K, Castillo D, Bravo A, Yeboah-Sampong A. A systematic review and meta-analysis of the treatment of anal fissure. Tech Coloproctol. 2017; 21: 605–625.

21. Berkel AE, Rosman C, Koop R, van Duijvendijk P, van der Palen J, Klaase JM. Isosorbide dinitrate ointment vs botulinum toxin A (Dysport) as the primary treatment for chronic anal fissure: a randomized multicentre study. Color Dis. 2014; 16: O360–366.

22. Sajid MS, Vijaynagar B, Desai M, Cheek E, Baig MK. Botulinum toxin vs glyceryl trinitrate for the medical management of chronic anal fissure: a meta-analysis. Color Dis. 2008; 10: 541–546.

23. Madalinski MH, Slawek J, Zbytek B, Duzynski W, Adrich Z, Jagiello K, Kryszewski A. Topical nitrates and the higher doses of botulinum toxin for chronic anal fissure. Hepato-

Gastroenterology. 2001; 48: 977–979.

24. Lysy J, Israelit-Yatzkan Y, Sestiery-Ittah M, Weksler-Zangen S, Keret D, Goldin E. Topical nitrates potentiate the effect of botulinum toxin in the treatment of patients with refractory anal fissure. Gut. 2001; 48: 221–224.

25. Festen S, Gisbertz SS, van Schaagen F, Gerhards MF. Blinded randomized clinical trial of botulinum toxin versus isosorbide dinitrate ointment for treatment of anal fissure. Br J Surg. 2009; 96: 1393–1399.

26. Renzi A, Izzo D, Di Sarno G, et al. Clinical, manometric, and ultrasonographic results of pneumatic balloon dilatation vs. lateral internal sphincterotomy for chronic anal fissure: a prospective, randomized, controlled trial. Dis Colon Rectum. 2008; 51: 121–127.

27. Nelson RL. Operative procedures for fissure in ano. Cochrane Database Syst Rev. 2010; (20): CD002199.

28. Boulos PB, Araujo JG. Adequate internal sphincterotomy for chronic anal fissure: subcutaneous or open technique? Br J Surg. 1984; 71: 360–362.

29. Kortbeek JB, Langevin JM, Khoo RE, Heine JA. Chronic fissure-in-ano: a randomized study comparing open and subcutaneous lateral internal sphincterotomy. Dis Colon Rectum. 1992; 35: 835–837.

30. Wiley M, Day P, Rieger N, Stephens J, Moore J. Open vs. closed lateral internal sphincterotomy for idiopathic fissure-in-ano: a prospective, randomized, controlled trial. Dis Colon Rectum. 2004; 47: 847–852.

31. Menteş BB, Ege B, Leventoglu S, Oguz M, Karadag A. Extent of lateral internal sphincterotomy: up to the dentate line or up to the fissure apex? Dis Colon Rectum. 2005; 48: 365–370.

32. Elsebae MM. A study of fecal incontinence

in patients with chronic anal fissure: prospective, randomized, controlled trial of the extent of internal anal sphincter division during lateral sphincterotomy. World J Surg. 2007; 31: 2052–2057.

33. Ho KS, Ho YH. Randomized clinical trial comparing oral nifedipine with lateral anal sphincterotomy and tailored sphincterotomy in the treatment of chronic anal fissure. Br J Surg. 2005; 92: 403–408.

34. Lindsey I, Cunningham C, Jones OM, Francis C, Mortensen NJ. Fissurectomy-botulinum toxin: a novel sphincter-sparing procedure for medically resistant chronic anal fissure. Dis Colon Rectum. 2004; 47(11): 1947–1952.

35. Barnes TG, Zafrani Z, Abdelrazeq AS. Fissurectomy combined with high-dose botulinum toxin is a safe and effective treatment for chronic anal fissure and a promising alternative to surgical sphincterotomy. Dis Colon Rectum. 2015; 58(10): 967–973.

36. Patti R, Fama F, Tornambe A, Asaro G, Di Vita G. Fissurectomy combined with anoplasty and injection of botulinum toxin in treatment of anterior chronic anal fissure with hypertonia of internal anal sphincter: a pilot study. Tech Coloproctol. 2010; 14(1): 31–36.

37. Singh M, Sharma A, Gardiner A, Duthie GS. Early results of a rotational flap to treat chronic anal fissures. Int J Color Dis. 2005; 20(4): 339–342.

38. Leong AF, Seow-Choen F. Lateral sphincterotomy compared with anal advancement flap for chronic anal fissure. Dis Colon Rectum. 1995; 38: 69–71.

39. Renzi A, Izzo D, Di Sarno G, Talento P, Torelli F, Izzo G, Di Martino N. Clinical, manometric, and ultrasonographic results of pneumatic balloon dilatation vs. lateral internal sphincterotomy for chronic anal fissure: a prospective, randomized, controlled trial. Dis Colon Rectum. 2008; 51: 121–127.

40. Corby H, Donnelly VS, O'Herlihy C, O'Connell PR. Anal canal pressures are low in women with postpartum anal fissure. Br J Surg. 1997; 84: 86–88.

41. Patti R, Famà F, Barrera T, Migliore G, Di Vita G. Fissurectomy and anal advancement flap for anterior chronic anal fissure without hypertonia of the internal anal sphincter in females. Color Dis. 2010; 12: 1127–1130.

42. Fleshner PR, Schoetz DJ Jr, Roberts PL, Murray JJ, Coller JA, Veidenheimer MC. Anal fissure in Crohn's disease: a plea for aggressive management. Dis Colon Rectum. 1995; 38: 1137–1143.

43. Wolkomir AF, Luchtefeld MA. Surgery for symptomatic hemorrhoids and anal fissures in Crohn's disease. Dis Colon Rectum. 1993; 36: 545–547.

7 肛门狭窄

姜东佑（Dong Woo Kang）

7.1 概述

肛门狭窄即肛管异常狭窄，是指由某种病因引起肛管纤维化，失去正常弹性并纤维硬化。它多发生在肛门黏膜的愈合过程中，可局部发生也可累及整个肛管。肛门狭窄应用最广泛的分类方法是Khubchandani法[1]，它将肛门狭窄分为先天性、原发性和继发性。先天性狭窄是先天性肛管闭锁或肛门发育异常；原发性狭窄是指老年性改变或女性更年期狭窄；继发性狭窄主要由术后狭窄、炎症性疾病，如克罗恩病、结核病、放疗或长期使用泻药引起[2]。在本章中，我们将重点讨论术后引起的肛门狭窄。

7.2 病因

肛门狭窄发病率因病因、医院级别和诊疗范围不同而存在差异。在结直肠专科医院，90%的肛门狭窄是由痔切除术中过度切除所致[3-5]。吻合器痔上黏膜切除术[6]和直肠癌前切除术后吻合口漏引起的炎症也可导致肛门狭窄，其狭窄多位于齿状线上方[7]。炎症性肠病，特别是克罗恩病，由于炎症过程中形成的透壁性瘢痕会引起肛门狭窄且逐渐加重，故此类狭窄容易复发且手术效果不佳，患者甚至需要永久性肠造口[8]。如果患者长期每天服用泻药，则因排便时肛门失去正常扩张，而导致黏膜下层逐渐发生不可逆纤维化，形成肛门狭窄[9]。

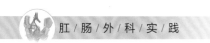

7.3　分类

Milsom和Mazier按狭窄程度分类：轻度（肛管偏紧，润滑良好的示指或者中号Hill-Ferguson拉钩可通过），中度（润滑过的示指或拉钩需强力扩张才可通过），重度（小指或小号拉钩无法通过）。也可按狭窄部位归类：低位（从肛缘到齿状线下0.5 cm），中位（齿状线下0.5 cm至齿状线上0.5 cm），高位（齿状线上0.5 cm以上）[2]。

7.4　诊断

肛门狭窄最常见的临床症状是排便困难和肛门疼痛。特别是痔切除术后，由于不良愈合出现严重疼痛。其他症状还有便秘和里急后重感。重度狭窄患者会采用手指协助抠出粪便，故引起肛门损伤和出血，进一步加重了狭窄。此外，由于长期使用泻药和粪便嵌塞导致的排水样便，患者会有腹泻的症状。狭窄还会引起近端直肠的膨胀，导致巨直肠，成为出口梗阻型便秘[7]。

DRE是诊断肛门狭窄最简单有效的方法，通过询问病史可以明确狭窄的原因，通过体格检查可以判断狭窄的程度。有时需在麻醉下评估肛门狭窄的部位，通过直肠镜检查直肠黏膜病变情况，并可取活检以鉴别其他疾病[9]。如有湿疹样改变或溃疡性病变，需与Bowen病或Paget病鉴别诊断。此外，肛门癌、肛门疣和通过肛门传播的性病也需要加以鉴别。术后瘢痕所导致的狭窄通常较平整，但缺乏弹性。如有其他表现，则需通过进一步检查来确诊，必要时可行活检。肛门测压在肛门生理检测中非常有用，它可以测量肛门括约肌压力、直肠顺应性和直肠-肛门抑制反射，有助于制订治疗计划和评估肛门功能。然而，经肛门腔内超声因探头很难进入狭窄的肛管，所以一般不应用于肛门狭窄的诊断。

7.5　治疗

预防是防止肛门狭窄的最佳方法。精细而适当的肛肠手术可以减少狭窄的发生率。要避免过度切除肛门黏膜和皮肤，保证创面之间有足够的皮肤黏膜桥，同时术中运用可吸收线非常重要。

7.5.1 保守治疗

对于轻度或中度肛门狭窄患者,充足的水分摄入和使用粪便膨松剂(如粪便软化剂和纤维补充剂),可软化粪便,使粪便体积变大从而达到肛管自然扩张的目的[10]。用润滑过的扩张器或手指持续性扩肛也是非常有效的,但患者由于疼痛,不容易接受治疗(图7-1)[3]。扩肛可能会引起黏膜损伤或肛门肌层血肿,所以操作时应谨慎,不要因产生纤维化而导致狭窄加重。扩肛时需将扩张器涂抹润滑剂后轻轻地插入肛门。持续坚持扩肛,直到肛管达到预期大小。

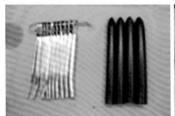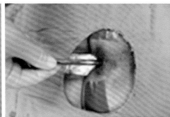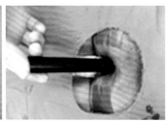

图7-1　Hegar扩张器

7.5.2 手术治疗

内括约肌侧切术适用于痔切除术后伴轻度狭窄或伴裂口愈合缓慢的患者。在瘢痕部位作纵形切口,适当扩张肛门。保持切口开放,待二期愈合。术后应长期使用纤维补充剂或粪便软化剂等膨松剂,以防止复发[3]。术前应进行包括肛门测压在内的肛门功能检查,排除括约肌切开后导致大便失禁的高危患者。中度、重度肛门狭窄患者手术治疗的目的就是用具有弹性的肛门黏膜组织代替原无弹性的肛门黏膜。若伴有瘢痕纤维化,应行括约肌切开术联合推移皮瓣术。其中,最主要的是推移皮瓣术或皮瓣S形旋转术。作为结直肠外科医生应该掌握此类术式并具备较丰富的经验,因为转移皮瓣或推移皮瓣的血供都来自皮瓣基底部的小血管,所以对皮瓣的设计非常重要[11,12]。

手术方式一般取决于外科医生的习惯和患者肛门狭窄的范围、程度和部位。对于中度狭窄,可采用Y-V推移瓣、V-Y推移瓣或菱形推移瓣。对于重度狭窄者,以房形皮瓣为主(图7-2)[13-15]。

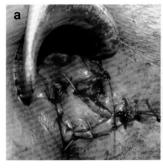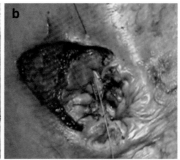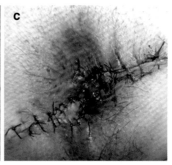

图7-2　不同皮瓣的肛管成形术

（a）房形皮瓣。（b）V-Y推移瓣。（c）双侧房形皮瓣。

　　狭窄严重的患者需要行双侧皮瓣推移。除了Paget病或Bowen病术后引起的狭窄，一般很少使用旋转S形皮瓣。

　　术前需做肠道准备及静脉使用二代头孢菌素和甲硝唑预防感染。硬膜外麻醉，采用俯卧折刀位进行手术（图7-3）[14,16]。

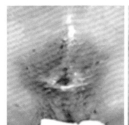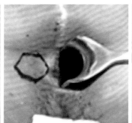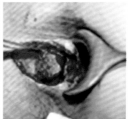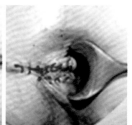

图7-3　菱形皮瓣治疗肛门狭窄

　　手术步骤1：评估肛门狭窄程度，用Lone-Star拉钩暴露肛门前后侧。用笔在健康组织皮肤表面标记皮瓣形状。每侧皮瓣长约15 mm，皮瓣的底部应能无张力移动到狭窄部位。

　　手术步骤2：用刀片将皮瓣底部到狭窄近端切开。为预防术后大便失禁，仅切开部分内括约肌，使肛门直径达25 mm。沿着每侧皮瓣分离皮下脂肪层，游离至基底部，但需保留带蒂皮瓣，以便推移。

　　手术步骤3：取下Lone-Star拉钩，每侧转移皮瓣用4-0可吸收线，间隔2～3 mm作褥式缝合，要注意缝合张力不能过大，否则会导致皮瓣缺血。对原皮瓣供侧创面采用4-0可吸收线褥式缝合，末端保持开放，以便引流。

7.5.2.1 黏膜瓣推移肛管成形术

术前需肠道准备,可在局部麻醉或硬膜外麻醉下取俯卧折刀位进行手术。以纵向切口切开从肛缘到齿状线的瘢痕组织,将其顶部的直肠黏膜下层游离2～5 cm范围,以无张力向下覆盖内括约肌末端为度,断缝合固定,外侧创面保持开放。注意黏膜瓣缝合不宜靠肛缘过近,以免引起术后渗液(图7-4)[17,18]。

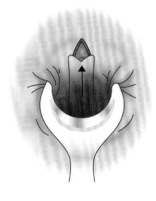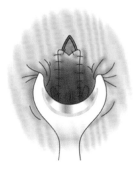

图7-4 直肠黏膜推移瓣

7.5.2.2 Y-V肛管成形术

Y形是由切开狭窄肛门黏膜的纵向切口和肛门外侧V形切口组成。肛周皮肤至少游离2 cm,推入肛管内并缝合成V形。它可用于肛管后位和侧方狭窄,但因它对皮瓣的推移有限制,所以通常用于齿状线以下的低位狭窄(图7-5)[19-22]。

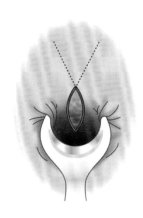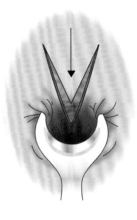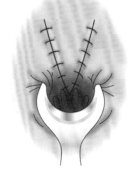

图7-5 Y-V推移瓣

7.6 术后管理和并发症

从术后第1天开始,应进行术后管理,包括温水坐浴,适当补充纤维剂。术后要连续3天静脉使用抗生素抗感染。腹泻会影响伤口愈合,所以不推荐使用粪便软化剂。当行S形皮瓣成形术或双侧皮瓣术时,术后5天要使用止泻剂,控制排便,再联合温水坐浴及补充纤维素。手术治疗肛门狭窄可能会引起各种并发症,如皮瓣坏死、创面感染、缝合失败等,还可能缺血、收缩、手术失败导致再次狭窄、大便失禁等。因此,经验丰富的外科医生和精准的手术是治疗成功的关键。

7.7 小结

肛门狭窄是一种罕见的并发症,一旦发生,就难以处理。痔切除术是引起狭窄最常见的原因,预防是最好的治疗方法,手术过程中应防止过度切除肛门黏膜。如果保守治疗无效,推移皮瓣术是治疗肛门狭窄最有效的手术方式。

(译者:杜鹏,审校:王振宜)

 参考文献

1. Khubchandani IT. Anal stenosis. Surg Clin N Am. 1994; 74(6): 1353–1360.

2. Milsom J, Mazier W. Classification and management of postsurgical anal stenosis. Surg Gynecol Obstet. 1986; 163(1): 60–64.

3. Liberman H, Thorson AG. How I do it. Anal stenosis. Am J Surg. 2000; 179(4): 325–329.

4. Puia IC, Bodea R, Neagoe RM. Hemorrhoidectomy and anal stenosis. J Gastrointestin Liver Dis. 2015; 24: 395–396.

5. Brisinda G. How to treat haemorrhoids: prevention is best; haemorrhoidectomy needs skilled operators. BMJ. 2000; 321: 582–583.

6. Wilson MS, Pope V, Doran HE, Fearn SJ, Brough WA. Objective comparison of stapled anopexy and open hemorrhoidectomy: a randomized, controlled trial. Dis Colon Rectum. 2002; 45: 1437–1444.

7. Katdare MV, Ricciardi R. Anal stenosis. Surg Clin North Am. 2010; 90: 137–145.

8. Brochard C, Siproudhis L, Wallenhorst T, Cuen D, d'Halluin PN, Garros A, Bretagne JF, Bouguen G. Anorectal stricture in 102 patients with Crohn's disease: natural history in the era of biologics. Aliment Pharmacol Ther. 2014; 40(7): 796–803.

9. Shawki S, Costedio M. Anal fissure and stenosis. Gastroenterol Clin N Am. 2013; 42: 729–758.

10. Bristinda G, Vanella S, Cadeddu F, Marniga G, Mazzeo P, Brandara F, et al. Surgical treatment of anal stenosis. World J Gastroenterol: WJG. 2009; 15(16): 1921.

11. Duieb Z, Appu S, Hung K, Nguyen H. Anal stenosis: use of an algorithm to provide a tension-free anoplasty. ANZ J Surg. 2010; 80: 337–340.

12. Asfar S. Anoplasty for post-hemorrhoidectomy low anal stenosis: a new technique. World J Surg. 2018 Sep; 42(9): 3015–3020.

13. Eu KW, Teoh TA, Seow-Choen F, Goh HS. Anal stricture following haemorrhoidectomy: early diagnosis and treatment. Aust N Z J Surg. 1995; 65: 101–103.

14. Gülen M, Leventoğlu S, Ege B, Menteş BB. Surgical treatment of anal stenosis with diamond flap anoplasty performed in a calibrated fashion. Dis Colon Rectum. 2016; 59(3): 230–235.

15. Farid M, Youssef M, El Nakeeb A, Fikry A, El Awady S, Morshed M. Comparative study of the house advancement flap, rhomboid flap, and y-v anoplasty in treatment of anal stenosis: a prospective randomized study. Dis Colon Rectum. 2010; 53(5): 790–797.

16. Sloane J, Zahid A, Young C. Rhomboid-shaped advancement flap anoplasty to treat anal stenosis. Tech Coloproctol. 2017; 21(2): 159–161.

17. Casadesus D, Villasana LE, Diaz H, et al. Treatment of anal stenosis: a 5-year review. ANZ J Surg. 2007; 77: 557–559.

18. Rakhmanine M, Rosen L, Khubchandani I, Stasik J, Riether R. Lateral mucosal advancement anoplasty for anal stricture. BJS. 2002; 89: 1423–1424.

19. Maria G, Brisinda G, Civello IM. Anoplasty for the treatment of anal stenosis. Am J Surg. 1998; 175: 158–160.

20. Angelchik PD, Harms BA, Starling JR. Repair of anal stricture and mucosal ectropion with YV or pedicle flap anoplasty. Am J Surg. 1993; 166: 55–59.

21. Aitola P, Hiltunen K, Matikainen M. YV anoplasty combined with internal sphincterotomy for stenosis of the anal canal. Eur J Surg Acta Chir. 1997; 163: 839–842.

22. Gingold B, Arvanitis M. YV anoplasty for treatment of anal stricture. Surg Gynecol Obstet. 1986; 162: 241–242.

8 肛门直肠周围脓肿

金承汉（Seung Han Kim）

8.1 概述

掌握肛门括约肌和肛提肌构成的肛周间隙对于肛周脓肿的治疗至关重要。

8.2 病理生理学

有90%的肛门直肠周围脓肿是由齿状线附近的肛腺炎症引起,主要原因是粪便或异物阻塞肛腺出现引流不畅而致。肛腺感染引起的炎症是原发病灶,会向周围间隙扩散形成脓肿[1-4]。导致肛门直肠周围脓肿的其他特殊原因还有结核、溃疡性结肠炎、克罗恩病和癌症。有10%～20%的克罗恩病患者伴有肛门直肠周围脓肿或肛瘘,这种情况在专科医院更为多见[5-7]。由于克罗恩病肛周脓肿并非一般的肛腺感染所致,它是炎症穿透肌层而导致,因此治疗方法不同于一般的肛周脓肿或瘘管[8]。也有一些罕见情况,如细菌侵入肛裂裂口引起的脓肿、外痔血栓破裂感染引起的脓肿、内痔脱出感染引起的脓肿、肛周局部麻醉后肛瘘形成的脓肿、灌肠引起的伤口感染等。本病多见于20～40岁的男性。

8.3 分类

按肛门括约肌周围间隙,肛门直肠周围脓肿可分为以下几类(图8-1)[4,9,10]。

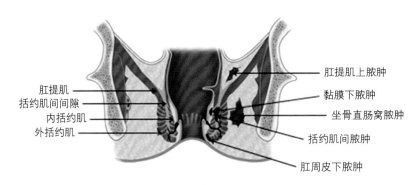

肛提肌
括约肌间间隙
内括约肌
外括约肌

肛提肌上脓肿
黏膜下脓肿
坐骨直肠窝脓肿
括约肌间脓肿
肛周皮下脓肿

图8-1　肛门直肠周围脓肿的分类

8.3.1　肛周皮下脓肿

肛周皮下脓肿很常见,炎症从括约肌间隙扩散至肛周皮下脂肪层形成。

8.3.2　括约肌间脓肿

括约肌间间隙炎症自齿状线向下至肛缘扩散的,称为低位括约肌间脓肿;从齿状线向直肠方向扩散的,称为高位括约肌间脓肿。低位脓肿会在排便时疼痛剧烈且伴肛周肿胀,局部压痛明显,故容易诊断。齿状线水平以上的高位括约肌间脓肿,初期有坠胀感和疼痛,DRE可触及水肿,疼痛加重。需与直肠黏膜下脓肿相鉴别。

8.3.3　坐骨直肠窝脓肿

坐骨直肠窝脓肿位于坐骨直肠间隙。一般来说,炎症从括约肌间间隙穿过外括约肌并向外扩散。炎症穿过肛管后侧外括约肌,分别在肛管后浅部和深部间隙积聚形成脓肿。肛管后深部脓肿可向两侧坐骨直肠窝扩散,可形成马蹄型脓肿。

8.3.4　肛提肌上脓肿

肛提肌上脓肿较少见,位于直肠和肛提肌之间。多数情况下,炎症自齿状线附近括约肌间的肛隐窝感染,向上蔓延并在肛提肌上间隙形成脓肿。在少数情况下,也可由腹腔内炎症感染所致,如结肠憩室炎、溃疡性结肠炎和克罗恩病。

在某些情况下,也可能由坐骨直肠窝脓肿穿透肛提肌而成,这种情况多由坐骨直肠窝脓肿引流操作错误穿透肛提肌所致[2-5]。

8.4 诊断

8.4.1 检查

肛门疼痛是最常见的症状,容易与肛裂或血栓痔疼痛相区别。脓肿最初一般不影响排便,但随着时间的推移,患者可出现排便障碍和排便疼痛,然后逐渐发热,疼痛加重。

视诊可见肛周红肿,DRE时示指在肛内,拇指按压肛周皮肤可感觉到肿块,患者会有压痛感。浅表脓肿很容易识别,但坐骨直肠窝或肛管后深间隙或肛提肌上脓肿多数没有明显红肿。在这种情况下,患者出现全身乏力和发热,容易被误诊为感冒和流感。指诊时可在直肠下段及肛管周围,包括耻骨直肠肌触及明显包块,常伴压痛,有经验的医生通过指诊即可确诊。高位括约肌间脓肿在肛管上部可触及柔软弥漫性压痛包块,通过指诊可以明确。在门诊,大部分肛门直肠周围脓肿通过患者的症状描述和体格检查即可诊断,但为了与其他疾病相区别,有时会在麻醉下进行探查。部分患者在肛门镜检查时可见到肛隐窝处有脓液。

8.4.2 影像学研究

大部分肛门直肠周围脓肿无须影像学检查也可确诊,但对于肛提肌上脓肿或复发性脓肿或合并其他复杂疾病时,则需要联合影像学检查。经肛门腔内超声是最常用的检查方法,它可以识别脓肿和确定范围,但不适合肛提肌上脓肿和括约肌外脓肿。此外,它也有不利的一面,如超声探头插入肛管时会引起患者疼痛,检查结果依赖于超声医生的临床经验[11]。经会阴超声检查疼痛较轻,是一种有效的诊断工具,但对直肠周围脓肿等高位脓肿的诊断受到限制[12]。CT对肛周脓肿诊断的实用性尚存在争议,但它可以应用于局部检查无法确诊或怀疑为肛提肌上脓肿的检查,并能识别积聚的脓液或气体影[13]。与CT或超声相比,MRI可更准确地了解脓肿的范围和解剖关系,并且检查过程没有痛苦,对复杂的或复发的脓肿诊断有利,唯一的不足之处是检查费用略高[14]。

8.5 治疗

8.5.1 切开引流

肛周脓肿及时切开引流最为重要,应在近肛缘处切开,作一椭圆形的小切口进行引流(图8-2)。对于浅表脓肿,可用利多卡因局部麻醉下进行切开引流,但为了准确评估脓肿范围和充分引流,最好采用硬膜外麻醉进行,这样医生和患者都更为舒适。切开引流后,手指在脓腔内探查,防止因组织间隔而引流不畅。抗生素仅用于免疫功能低下、引流后症状无改善和伴有蜂窝织炎或糖尿病的患者[15, 16]。对高危患者及复发患者或持续性脓肿患者应行细菌培养试验。切开引流的基本原则是:穿过外括约肌的脓肿应经肛周皮肤引流,而其他脓肿可经直肠或肛管引流;肛管后深间隙脓肿可从括约肌外侧或经括约肌间入路引流[17];单纯切开引流时,最好采用经括约肌间入路引流,这样对括约肌的损伤较小;脓肿范围较广泛者,可置入导管进行引流,但笔者更倾向使用松弛挂线引流(泄液线)。

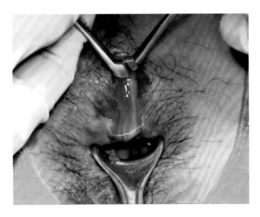

图8-2 肛周脓肿切开引流(6点位)

8.5.2 切开引流和瘘管一期切开术

肛周脓肿治疗中争议较大的问题之一是进行单纯切开引流,还是同时行肛瘘根治性手术。引起争议的原因是,有的医生认为,即便单纯切开引流,也可治愈约60%的肛周脓肿,而且不形成肛瘘。通常在脓肿状态下,由于水肿和炎症,探针容易探错内口,或扩大手术切除部位、增加括约肌功能障碍的风险。但也有医生认为,与婴幼儿肛周脓肿不同,大多数成人脓肿会发展成为肛瘘,因此建议结合根治性手术,如采用对括约肌损伤较小的瘘管切开术[18-21]。根据2010年Cochrane综述,切开引流结合瘘管切开术或瘘管切除术,可以减少肛瘘复发,减少再次手术。同时行根治性手术对肛门功能可能有轻度损伤,但数据并没有统计学差异[22]。如果确定为单纯性脓肿,如肛周脓肿、黏膜下脓肿或括约肌间脓肿，并且炎症源于肛腺，那么即使同时进行一期瘘管切开，也很少出现括约肌损伤导致的失禁，因此推荐脓肿切开引流联合瘘管切开术。

8.5.3 引流和松弛挂线（泄液线）

治疗肛门直肠周围脓肿，如担心切开引流和瘘管切开会导致肛门功能受损，那么可采用松弛挂线作为替代治疗（图8-3）。松弛挂线比瘘管切开术创面更小，术后疼痛更轻，恢复更快，且可以持续引流。此外，由于伤口小，术后管理简单方便。对于复杂脓肿，如坐骨直肠窝脓肿、肛管后深间隙脓肿、肛提肌上脓肿等，单纯切开引流较困难且无法实现持续有效引流（图8-4）。如果能确定内口，可采用松弛挂线引流，日后再行根治性手术[17,22]。复杂的脓肿即使内口明确，如采用瘘管切开术仍可能会对括约肌造成损伤，而且会导致创面愈合缓慢、术后疼痛等。对于内口不明确或脓肿走行不确定的复杂脓肿，最好在切开引流后脓腔

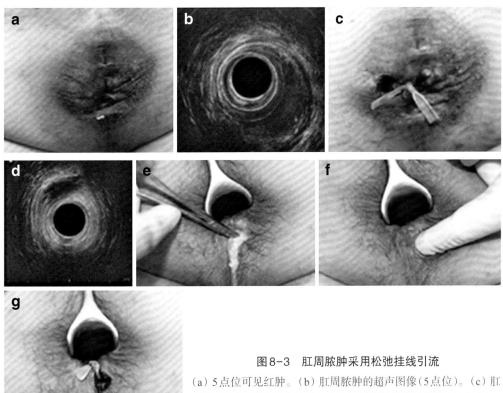

图8-3　肛周脓肿采用松弛挂线引流

（a）5点位可见红肿。（b）肛周脓肿的超声图像（5点位）。（c）肛周脓肿引流联合松弛挂线。（d）肛周脓肿的超声图像（12点位）。（e）脓肿切开引流。（f）可见的脓肿内口。（g）使用松弛挂线。

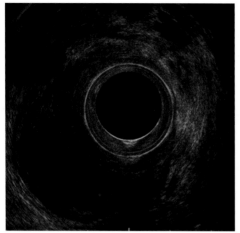

图8-4 经肛门腔内超声见6～9点位的大范围低回声病灶

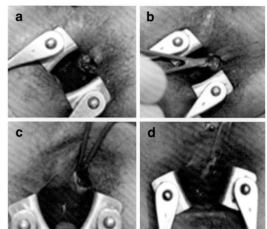

图8-5 括约肌间脓肿伴高位分支

（a）在括约肌间间隙切开。（b）脓肿引流。（c）经切开探查明确内口位置。（d）使用松弛挂线。

置入引流管（图8-5）。复杂性脓肿常被误诊为感冒和流感，从而延误了疾病的诊断。肛管后深间隙脓肿从外括约肌后侧引流，或在确定脓肿部位后从括约肌间引流。在大多数情况下，内口位于肛管后侧靠近齿状线的位置，在该处应用松弛挂线引流。如果炎症或脓肿扩散到两侧，则在侧方做引流口，在后方切口与每个侧方切口之间留置松弛挂线，这就是改良Hanley手术[23-26]。肛提肌上脓肿可经直肠引流，即在齿状线向上沿脓肿最高处切开直肠壁彻底引流，在完全切开后联合松弛挂线或敞开引流[14]。直肠处创面容易出血，因此需要充分止血。

8.6 术后并发症

肛门直肠周围脓肿术后出血的发生率为1%～2%，通常在手术后立即发生，因此，在手术过程中，必须充分止血。但是，应避免使用纱布填塞止血，因为它会影响脓液引流。与其他肛门手术一样，在蛛网膜下腔阻滞麻醉后有少数患者出现尿潴留，常发生于50岁以上的男性患者或手术前后补液量超过1 L时。如果在正常排尿后出现尿潴留并发热，则必须进行检查，因为这可能预示炎症感染加重。大多数情况下，脓肿复发多由手术不彻底导致，而脓肿延误治疗的话复发率会更高，因此，肛门直肠周围脓肿需要及时治疗[27-29]。在引流过程中，可用手指探入切口,检查是否有残留的脓腔或组织间隔隐藏的脓肿。马蹄型脓肿复发率高,因为如果只引流单侧,随着时间的推移,另一侧也会感染。很难将形成肛瘘作为脓肿术后的并发症,因为肛门直肠周围脓肿大部分在引流后会形成肛瘘,但也可见于未及时治疗的和复杂的肛门直肠周围脓肿。

8.7 特殊肛门直肠周围脓肿

8.7.1 婴幼儿或儿童肛周脓肿

在大多数情况下,婴幼儿或儿童肛周脓肿只要进行简单的切开引流,通常不会发展成肛瘘,而且很容易愈合[30]。但对于复发性肛门直肠周围脓肿,应采用切割挂线术治疗,这不仅有利于引流,还能避免脓肿复发和形成肛瘘。

8.7.2 免疫功能低下患者的肛门直肠感染

肛门直肠周围脓肿容易发生在白血病、淋巴瘤和艾滋病(获得性免疫缺陷综合征)患者以及约5%的住院患者中[31]。它与血液中性粒细胞计数密切相关,低于 0.5×10^9/L 的发生率约为10%,高于 0.5×10^9/L 的则低于1%[32]。住院患者中如有上述疾病并伴有肛周或会阴部不适的,应考虑肛门直肠脓肿可能,需要进一步检查,但要避免不必要的指检或灌肠或器械检查。可通过 MRI 或 CT 检查来确诊,而不是腔内超声检查。原发病灶的严重程度与预后密切相关。如果给范围较大的脓肿手术,那么创面可能愈合缓慢,且感染会扩散到软组织而发展成败血症,因此需优先使用广谱抗生素,而不是手术治疗。但如果抗生素治疗无效或存在明确的波动感,可以仔细且微创地进行切开引流[33]。

8.7.3 坏死性筋膜炎

坏死性筋膜炎是一种致命的疾病,会在2~5天内沿着筋膜出现会阴部疼痛、发热、寒战、肿胀、水肿和突发感染等症状[34]。最常见于50岁左右的男性患者,危险因素是糖尿病、酗酒、肥胖和免疫功能低下。在诊断不确定的情况下,可使用 CT 协助明确诊断原发灶和炎症的扩散范围(图8-6)[35],应立即使用广谱抗生素进行输液治疗,并手术彻底切除坏死组织。术中应将坏死组织彻底切

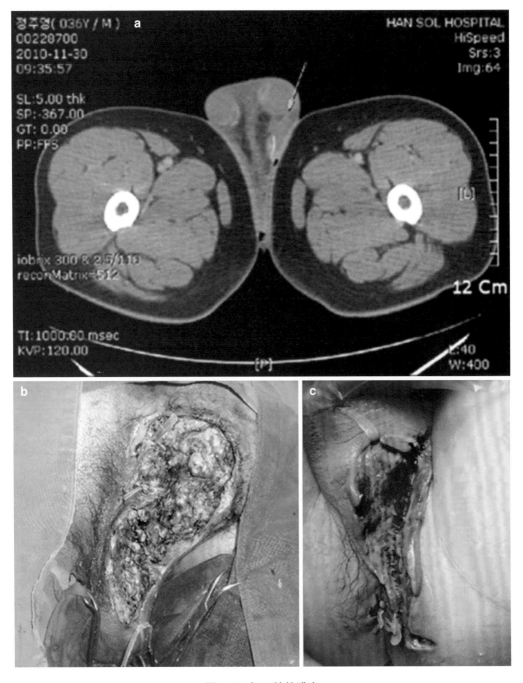

图8-6 坏死性筋膜炎

（a）术后状态CT图像，箭头指向左侧阴囊处7 mm大小的三角形低密度病变（脓腔）。
（b）广泛切除阴囊坏死组织并联合松弛挂线。（c）术后随访情况。

除至新鲜组织，以出血为度，不能仅单纯切开引流。如内口明确，可用松弛挂线引流[36]。关于粪便转流是否有助于愈合尚存在争议，但为了保护广泛切除后的创面，可以进行粪便转流。

8.8　小结

肛门直肠周围脓肿是一种常见的急性的肛周感染。MRI是目前公认的比较精准的检查，适用于复杂肛周脓肿和复发型脓肿的诊断。应重视特殊人群肛周脓肿的治疗，避免感染加重或者坏死性筋膜炎的发生。[①]

（译者：郭修田，审校：王振宜）

 参考文献

1. Abcarian H. Anorectal infection: abscess-fistula. Clin Colon Rectal Surg. 2011; 24: 14−21.

2. Sneider EB, Maykel JA. Anal abscess and fistula. Gastroenterol Clin N Am. 2013; 42: 773−784.

3. Eisenhammer S. The internal anal sphincter and the anorectal abscess. Surg Gynecol Obstet. 1956; 103: 501−506.

4. Parks AG, Gordon PH, Hardcastle JD. A classification of fistula-in-ano. Br J Surg. 1976; 63: 1−12.

5. Schwartz DA, Loftus EV Jr, Tremaine WJ, Panaccione R, Harmsen WS, Zinsmeister AR, Sandborn WJ. The natural history of fistulizing Crohn's disease in Olmsted County, Minnesota. Gastroenterology. 2002; 122: 875−880.

6. Harper PH, Fazio VW, Lavery IC, Jagelman DG, Weakley FL, Farmer RG, Easley KA. The long-term outcome in Crohn's disease. Dis Colon Rectum. 1987; 30: 174−179.

7. Wiese DM, Schwartz DA. Managing Perianal Crohn's Disease. Curr Gastroenterol Rep. 2012; 14: 153−161.

8. Sordo-Mejia R, Gaertner WB. Multidisciplinary and evidence-based management of fistulizing perianal Crohn's disease. World J Gastrointest Pathophysiol. 2014; 5: 239−251.

9. Read DR, Abcarian H. A prospective survey of 474 patients with anorectal abscess. Dis Colon Rectum. 1979; 22: 566−568.

10. McElwain JW, MacLean MD, Alexander RM, Hoexter B. Guthrie Anorectal problems: experience with primary fistulectomy for anorectal abscess, a report of 1,000 cases. Dis Colon Rectum. 1975; 18: 646−649.

11. Visscher AP, Felt-Bersma RJ. Endoanal

---

① 本章小结由译者补充。

ultrasound in perianal fistulae and abscesses. Ultrasound Q. 2015; 31: 130–137.

12. Plaikner M, Loizides A, Peer S, Aigner F, Pecival D, Zbar A, Kremser C, Gruber H. Transperineal ultrasonography as a complementary diagnostic tool in identifying acute perianal sepsis. Tech Coloproctol. 2014; 18: 165–171.

13. Khati NJ, Sondel Lewis N, Frazier AA, Obias V, Zeman RK, Hill MC. CT of acute perianal abscesses and infected fistulae: a pictorial essay. Emerg Radiol. 2015; 22: 329–335.

14. Garcia-Granero A, Granero-Castro P, Frasson M, Flor-Lorente B, Carreño O, Espí A, Puchades I, Garcia-Granero E. Management of cryptoglandular supralevator abscesses in the magnetic resonance imaging era: a case series. Int J Color Dis. 2014; 29: 1557–1564.

15. Steele SR, Kumar R, Feingold DL, Rafferty JL, Buie WD, Standards Practice Task Force of the American Society of Colon and Rectal Surgeons. Practice parameters for the management of perianal abscess and fistula-in-ano. Dis Colon Rectum. 2011; 54: 1465–1474.

16. Sözener U, Gedik E, Kessaf Aslar A, Ergun H, Halil Elhan A, Memikoğlu O, Bulent Erkek A, Ayhan Kuzu M. Does adjuvant antibiotic treatment after drainage of anorectal abscess prevent development of anal fistulas? A randomized, placebo-controlled, double-blind, multicenter study. Dis Colon Rectum. 2011; 54: 923–929.

17. Tan KK, Koh DC, Tsang CB. Managing deep postanal space sepsis via an intersphincteric approach: our early experience. Ann Coloproctol. 2013; 29: 55–59.

18. Schouten WR, van Vroonhoven TJ. Treatment of anorectal abscess with or without primary fistulectomy. Results of

a prospective randomized trial. Dis Colon Rectum. 1991; 34: 60–63.

19. Ho YH, Tan M, Chui CH, Leong A, Eu KW, Seow-Choen F. Randomized controlled trial of primary fistulotomy with drainage alone for perianal abscesses. Dis Colon Rectum. 1997; 40: 1435–1438.

20. Quah HM, Tang CL, Eu KW, Chan SY, Samuel M. Meta-analysis of randomized clinical trials comparing drainage alone vs primary sphincter-cutting procedures for anorectal abscess-fistula. Int J Color Dis. 2006; 21: 602–609.

21. Oliver I, Lacueva FJ, Pérez Vicente F, Arroyo A, Ferrer R, Cansado P, Candela F, Calpena R. Randomized clinical trial comparing simple drainage of anorectal abscess with and without fistula track treatment. Int J Color Dis. 2003; 18: 107–110.

22. Malik AI, Nelson RL, Tou S. Incision and drainage of perianal abscess with or without treatment of anal fistula. Cochrane Database Syst Rev. 2010; (7): CD006827.

23. Hanley PH, Ray JE, Pennington EE, Grablowsky OM. Fistula-in-ano: a ten-year follow-up study of horseshoe-abscess fistula-in-ano. Dis Colon Rectum. 1976; 19: 507–515.

24. Browder LK, Sweet S, Kaiser AM. Modified Hanley procedure for management of complex horseshoe fistulae. Tech Coloproctol. 2009; 13: 301–306.

25. Ustynoski K, Rosen L, Stasik J, Riether R, Sheets J, Khubchandani IT. Horseshoe abscess fistula. Seton treatment. Dis Colon Rectum. 1990; 33: 602–605.

26. Rosen SA, Colquhoun P, Efron J, Vernava AM 3rd, Nogueras JJ, Wexner SD, Weiss EG. Horseshoe abscesses and fistulas: how are we doing? Surg Innov. 2006; 13: 17–21.

27. Hamadani A, Haigh PI, Liu IL, Abbas MA. Who is at risk for developing chronic anal

fistula or recurrent anal sepsis after initial perianal abscess? Dis Colon Rectum. 2009; 52: 217–221.

28. Buchan R, Grace RH. Anorectal suppuration: the results of treatment and the factors influencing the recurrence rate. Br J Surg. 1973; 60: 537–540.

29. Vasilevsky CA, Gordon PH. The incidence of recurrent abscesses or fistula-in-ano following anorectal suppuration. Dis Colon Rectum. 1984; 27: 126–130.

30. Serour F, Somekh E, Gorenstein A. Perianal abscess and fistula-in-ano in infants: a different entity? Dis Colon Rectum. 2005; 48: 359–364.

31. Orkin BA, Smith LE. Perineal manifestations of HIV infection. Dis Colon Rectum. 1992; 35: 310–314.

32. Vanhueverzwyn R, Delannoy A, Michaux JL, Dive C. Anal lesions in hematologic diseases. Dis Colon Rectum. 1980; 23: 310–312.

33. Baker B, Al-Salman M, Daoud F. Management of acute perianal sepsis in neutropenic patients with hematological malignancy. Tech Coloproctol. 2014; 18: 327–333.

34. Laor E, Palmer LS, Tolia BM, Reid RE, Winter HI. Outcome prediction in patients with Fournier's gangrene. J Urol. 1995; 154: 89–92.

35. Anaya DA, Dellinger EP. Necrotizing soft-tissue infection: diagnosis and management. Clin Infect Dis. 2007; 44: 705–710.

36. Yang BL, Lin Q, Chen HJ, Gu YF, Zhu P, Sun XL, Shao WJ. Perianal necrotizing fasciitis treated with a loose-seton technique. Color Dis. 2012; 14: e422–424.

9 肛瘘

金承汉

9.1 概述

　　肛瘘属于肛周慢性炎症感染,表现为间歇性溃脓,有时伴有疼痛和水肿。约有 50% 的患者在切开排脓后无法自愈,最终发展为肛瘘。急性期表现为肛周脓肿,而慢性期表现为肛瘘。肛周脓肿依据感染发生于肛门直肠周围组织间隙位置进行分类,肛瘘则依据瘘管与肛门括约肌的关系进行分类。肛瘘治疗前,外科医生应该掌握瘘管与括约肌的精准解剖学关系,从而降低术后大便失禁的风险。此外,相比过去的治疗方式,为了降低患者术后大便失禁的风险,手术方式正在向括约肌保留微创术式演变[1]。

9.2 病理生理学

　　90% 的患者在肛周脓肿自行破溃后或肛周脓肿切开引流后形成肛瘘。身体其他部位脓肿通过切开引流后可愈合,但多数肛周脓肿引流术后会形成肛瘘。主要原因是对原发肛腺感染病灶处理不彻底,周围组织上皮化形成管道,即使切开引流后,管道内也始终会有细菌残留[2]。肛门直肠周围有大量的脂肪组织,对细菌的抵抗力较低,周围被纵横交错的肌肉纤维环绕。由于内括约肌、外括约肌、联合纵肌和肛提肌的收缩运动,更容易导致肛周炎症的扩散。肛瘘多发生在男性的肛门后侧,主要原因是男性中引起感染的肛腺多集中在肛门后侧[3,4]。但是,若脓肿与肛门直肠不相通,如疖、化脓性汗腺炎和皮脂腺炎,切开引流后容易治愈。被细菌感染的肛腺和隐窝即为肛瘘的原发内口,而脓肿破溃处则为继发外口。结核性肛瘘常见于结核病患者。病理检查证实结核性肛瘘的比率约为5%。此类患者可能由痰液中的结核杆菌经过消化道感染肛周而导致。还有其他并发肛瘘的疾病,如克罗恩病、溃疡性结肠炎、肛门或直肠癌。

9.3 分型

要充分认识并治疗肛瘘,必须全面掌握瘘管与肛门括约肌及盆底肌间的关系(图9-1)。为了明确治疗方案,术前医生脑海中应呈现出瘘管的整体结构,包括内口、瘘管的走行和长度、外口的位置及相应的解剖层次;明确瘘管如何从肛管直肠黏膜穿过肌层到达肛周皮肤。Park's肛瘘分型是基于瘘管与周围括约肌相关性的最广泛应用的分类,主要根据瘘管与外括约肌间的关系以及有无支管,将肛瘘分为4型[5]。部分医生推崇Sumikoshi's分型[6],但笔者更倾向采用Park's分型。

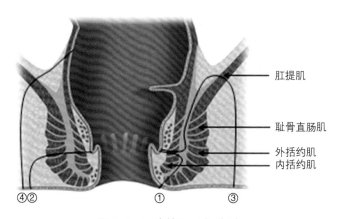

肛提肌

耻骨直肠肌

外括约肌
内括约肌

④② ① ③

图9-1 肛瘘的Park's分型
① 括约肌间肛瘘(Ⅰ型) ② 经括约肌肛瘘(Ⅱ型)
③ 括约肌上肛瘘(Ⅲ型) ④ 括约肌外肛瘘(Ⅳ型)

9.3.1 括约肌间肛瘘

括约肌间肛瘘是炎症在内、外括约肌间扩散,但未穿透外括约肌而形成的瘘管。Park's将其分为6个亚型,发病率最高的亚型是感染在内、外括约肌间向下蔓延并开口于肛周皮肤;第二高的亚型是感染经内、外括约肌间向上蔓延,形成高位肛瘘,但该亚型发病率并不高。括约肌间肛瘘占所有肛瘘的30%～40%。

9.3.2　经括约肌肛瘘

由坐骨直肠窝脓肿或肛管后深间隙脓肿穿透外括约肌后,形成的瘘管多位于耻骨直肠肌平面以下,即经括约肌肛瘘。在极少数情况下,瘘管可以突破肛提肌,形成高位盲瘘。这多由引流过程中操作不当,医源性损伤肛提肌导致。应当注意,在探查瘘管时不能暴力,防止探针损伤肛提肌或直肠壁,造成医源性的括约肌外肛瘘。由于经括约肌肛瘘的外口与内口间管道呈直角,术中探针探查时有一定难度,所以探针可以自内口探入或从外口顺着管道向内口探查,这样可以避免医源性损伤。部分经括约肌肛瘘仅涉及外括约肌皮下部,属于简单型。经括约肌肛瘘占所有肛瘘的40%～50%。

9.3.3　括约肌上肛瘘

当炎症从内、外括约肌间向上到达耻骨直肠肌水平,并在此处穿透肛提肌,再向下走行到坐骨直肠窝,并穿透肛周皮肤形成外口,形成了括约肌上肛瘘。对于括约肌上方的脓肿应该经直肠引流,如从体表经坐骨直肠窝引流可能造成医源性括约肌上肛瘘,也可能由于肛提肌上感染穿透肛提肌后向下延伸到坐骨直肠窝,而形成括约肌上肛瘘,通常前者的可能性更高。Park's认为括约肌上肛瘘约占20%,但临床上这类肛瘘发病率低于2%[7]。

9.3.4　括约肌外肛瘘

这是所有类型中最少见的一型,该型肛瘘内口位于直肠,瘘管走行穿过肛提肌后向下,最后开口于肛周皮肤。括约肌外肛瘘与肛隐窝感染引发的肛瘘不同,多由克罗恩病等炎症性肠病或盆腔炎症性疾病及鱼骨等异物损伤肠壁所致。

肛瘘也可以分为单纯性肛瘘和复杂性肛瘘。单纯性肛瘘术后几乎没有大便失禁的风险,但复杂性肛瘘则相反。一般而言,复杂性肛瘘包括涉及30%以上外括约肌的高位经括约肌肛瘘、括约肌上肛瘘、括约肌外肛瘘、女性前侧经括约肌肛瘘、恶性肿瘤手术所致的肛瘘、克罗恩病及外伤所致的肛瘘,以及伴有大便失禁或慢性腹泻患者的肛瘘[8,9]。

9.4 诊断

虽然每位患者对于症状的描述各不相同,但多数患者都有引流治疗或脓肿发作的经历(图9-2)。患者有局部肿胀、渗出,或伴有出血症状,甚至会主诉患有痔疮。多数情况下,肛瘘较容易诊断,专科检查时发现外口就可以做出诊断,但对于医生而言,更重要的是在检查外口的同时,掌握瘘管与肛门括约肌间的关系,并明确肛瘘内口的位置。根据Goodsall's定律,可以推断出70%的肛瘘内口的位置。通过DRE和肛门镜检查可以初步判断瘘管走行,有时在检查时会见到脓液自内口溢出。如果怀疑有炎症性肠病的可能,需通过肠镜检查来明确诊断。某些情况下,如存在多个外口的肛瘘、复发性肛瘘或通过专科检查内口不明确的复杂性肛瘘,则需联合影像学检查来明确内口位置及瘘管走行。

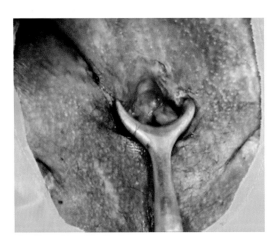

图9-2 马蹄型肛瘘伴多个继发外口
内口位于6点位,多个继发外口(2、5、10点位)。

以往瘘管造影是评估肛瘘的主要方法,如今已不再使用。尽管CT瘘管造影是一种不错的方式[10],但相比于MRI或者超声而言它的操作比较复杂,且存在辐射,已较少应用[11]。但是,CT瘘管造影时造影剂可从直肠内溢出,因此对括约肌外肛瘘的诊断较有帮助[12]。经肛门腔内超声适合门诊检查,特别推荐3D超声,它可以在术中使用,明确瘘管与括约肌的关系。但超声检查不适用于有既往手术史、局部有瘢痕或者局部脓液积聚或有肛管外伤史的患者。另外,超声检查的精确性更多地取决于操作医生的临床经验,而且对于深部的瘘管定位比较困难[13-15]。MRI检查比超声检查和瘘管造影更为舒适,且可以明确肛管直肠解剖结构。MRI检查非常适用于超声检查难以明确的复杂性肛瘘,或因既往手术造成严重瘢痕或肛门畸形的患者。优点在于可以区分瘢痕和炎症是术后复发,还是术后改变。另外,MRI还可以检查是否合并支管,精确评估瘘管与肛管之间的距离以及内口位置[16-18]。

9.5 治疗

肛瘘治疗的最终目的是要彻底清除内、外括约肌间病灶以降低术后复发率，减小括约肌损伤，保护肛门功能，促进小的创面快速愈合（图9-3）。肛瘘多数情况下需要手术治疗，但为了降低术后大便失禁风险及复发率，可以根据肛瘘的病因、肛瘘的分型、患者的括约肌状况及性别等因素选择不同的手术方式。对于复发性肛瘘，可以采用其他的治疗方式。一旦发生术后大便失禁，其治疗是相当困难的，因此，应选择对括约肌损伤最小的手术方式防止发生术后大便失禁，这要比降低复发率更为重要[19,20]。导致术后复发的原因很多，如没有掌握瘘管与括约肌之间关系，或者不能确定原发内口位置，或者因其他特殊尚不明确的病因导致的肛瘘[21]。手术方式可分为括约肌切开术式和括约肌保留术式。前者包括肛瘘切开术、肛瘘切除术和切割挂线术。括约肌保留术式有松弛挂线术、推移皮瓣术、肛瘘栓和纤维蛋白胶。括约肌切开术式可用于单纯性肛瘘，因为术后对肛门功能的影响很小，但对于复杂性肛瘘，应尽可能采用括约肌保留的术式。我们先讨论单纯性肛瘘和复杂性肛瘘的手术方式。

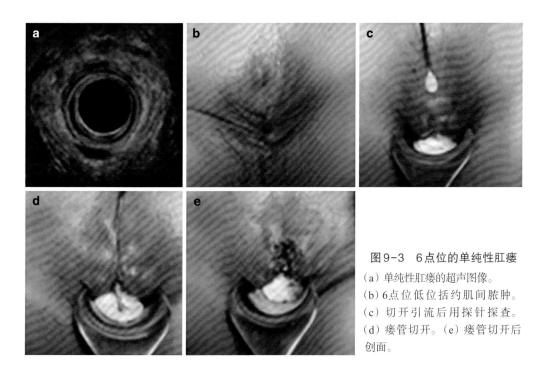

图9-3 6点位的单纯性肛瘘
（a）单纯性肛瘘的超声图像。
（b）6点位低位括约肌间脓肿。
（c）切开引流后用探针探查。
（d）瘘管切开。（e）瘘管切开后创面。

9.5.1　根据肛瘘复杂程度采用不同手术方式

在单纯性肛瘘中,从外口到内口的瘘管切开术对括约肌的损伤更小,愈合更快,与瘘管切除术相比,两者复发率相当,约为5%[22,23]。瘘管切开术后,可将创缘进行袋形缝合,有助于加速愈合并可保护肛门功能。即便是单纯性肛瘘,也可以应用挂线,可减少术后大便失禁和锁孔畸形的风险[24]。单纯性肛瘘内口明确且伴有脓肿的,应当直接切开来同时治疗瘘管和脓肿。瘘管切开就是将瘘管切开创面开放。具体操作是把肛瘘管道切开,搔刮瘘管壁的上皮组织,而不剔除整个瘘管。对于纤维化明显的管道,应将瘘管搔刮后彻底切除[22]。瘘管切开术后创面延迟愈合可能是残留的肛腺上皮组织、瘢痕组织和肉芽组织增生所致。因此,建议结合具体情况采用合适的方法来解决。

在大多数情况下,复杂性肛瘘走行结构可以在手术室进行探针探查,但是手术前使用超声或MRI检查来识别瘘管与外括约肌之间的关系,对制订手术方案有很大帮助。根据Park's理论,肛瘘内口始于肛腺,穿过内括约肌,最后到达括约肌间间隙。外括约肌外的瘘管属于肛腺感染后的继发管道(图9-4)。手术方式可以切开内口处肛腺的黏膜,然后切开部分内括约肌,外侧的瘘管不处理,一般认为外括约肌外侧的瘘管是可以愈合的。如果担心残余管道,可以从外口处剔除瘘管。据Park's报道,该术式的复发率为9%,这是相当高的。这一术式被作为保留括约肌的一种改良的手术方法。手术具体方案中,一种是切除原发内口,从外口剔除瘘管,采用推移皮瓣处理内口;另一种是切除原发内口,从外口剔除瘘管,然后缝合肛管内的创面,即完全切除贯通内口和内括约肌的瘘管后,用可吸收线缝合内括约肌,缝合的主要目的是止血。某些情况下,切开肛门后侧可以降低肛管压力,提高手术成功率。挂线在复杂性肛瘘中应用最广泛,挂线穿入瘘管管道,通过异物反应,甚至可以切开部分肌肉,使瘘管周围组织纤维化。由于挂线

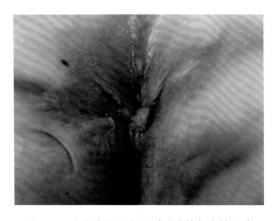

图9-4　有多个外口(2、3点位)的复杂性肛瘘

对肌肉损伤较小,大便失禁的风险也可控[25-28]。采用分期切开术时,挂线可以作为标记,也可以用来确认需要切开的肌束。括约肌切开术式复发率低,但大便失禁的风险高于括约肌保留术式[29,30]。一般情况下,对于高位经括约肌肛瘘或复杂性肛瘘,可以通过切割挂线来进行分期瘘管切开术。在某些情况下,即使是低位经括约肌肛瘘,如果患者术前和术后括约肌功能较差,则建议不要直接切开瘘管,而使用松弛挂线治疗。切割挂线有时会自然脱落,但在大多数情况下,分期切割挂线需要4~6周时间。如果涉及外括约肌较多,可以先收紧挂线,或者先用松弛挂线引流,再分期进行瘘管切开或者拆除挂线,这样对肛门功能损伤会更小[31]。在某些情况下,为了保护肛门功能减少外括约肌损伤,可在括约肌间沟处将内括约肌切开或挂开,而外侧应用松弛挂线引流。然而,切割挂线治疗复杂性肛瘘并不属于保留括约肌的方法,该方法只能减少括约肌的损伤。

9.5.2 根据肛瘘Park's分型采用不同手术方式

9.5.2.1 括约肌间肛瘘

根据单纯性肛瘘治疗方法,确定肛瘘内口位置和管道后将其全部切开(图9-5)。高位括约肌间肛瘘,将内括约肌向上切开达直肠壁瘘管顶点,如同时伴有炎症,建议先采用挂线方法,择期再行切开手术治疗。切口部位要彻底止血。瘘管切开术被认为在功能上优于瘘管切除术,但如果怀疑其他疾病导致的肛瘘,应在瘘管切除术的同时进行组织活检。

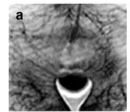 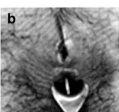 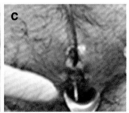 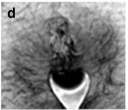

图9-5 括约肌间瘘管切开术
(a)探针自外口探查。(b)确认内口位于6点位。(c)切开瘘管。(d)创面敞开。

9.5.2.2 经括约肌肛瘘

多数经括约肌肛瘘为低位肛瘘,因此,瘘管切开术后不会对肛门功能造成影响。对于高位经括约肌肛瘘,术中保护好耻骨直肠肌,就可以维持主要括约肌功能。但有1/3的患者会出现轻微的控便能力下降和粪便污染症状[31]。尤其是老年人或女性前侧肛瘘患者,瘘管切开术可能会严重影响肛门功能。采用瘘管切开术,如果切开外括约肌超过30%,则术后大便失禁的风险升高,所以在这种情况下,应当采用挂线或其他保留括约肌的方法。然而,这些手术方式优点是最大限度地减少括约肌损伤,缺点就是复发率相对较高。挂线可以束扎瘘管内肌肉,在4周内,括约肌周围组织出现纤维化,可一定程度维持括约肌功能,但挂线术并不是完全的保留括约肌的手术,术后括约肌仍会有不同程度的损伤。对于稳定期肛瘘,如没有明显炎症,可采用瘘管切除术,同时行括约肌缝合术(图9-6)。

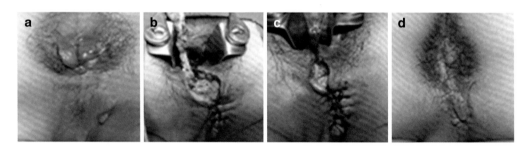

图9-6　经括约肌肛瘘手术

（a）高位经括约肌肛瘘,外口位于11点位。（b）剔除瘘管。（c）剔除瘘管和挂线后,缝合部分外侧创面,有利于愈合。（d）术后愈合的状态。

9.5.2.3　括约肌上肛瘘

这类肛瘘不仅涉及耻骨直肠肌,还涉及全部外括约肌。因此,如果所有瘘管都被切开,大便失禁就无法避免。所以,应在保留括约肌的术式中选择合适的方法。一般来说,要清除原发病灶,建议切开内口下方的内括约肌,保证创面引流通畅,对于外括约肌部分可采用挂线治疗。其他方法如瘘管切开联合单纯缝合术,或肌肉填充术,或黏膜皮瓣推移术也可以考虑,但复发率较高。针对括约肌上肛瘘的手术,应在术前及术中充分评估,确定瘘管走行与括约肌的确切关系。在某些情况下,它会被误诊为经括约肌肛瘘,因此,应避免对肛提肌进行不必要的挂线。

9.5.2.4　括约肌外肛瘘

括约肌外肛瘘多由医源性原因导致,也可由直肠损伤、盆腔感染或炎症性肠病的并发症所致(图9-7)。除克罗恩病外,大多数括约肌外肛瘘可采用切除内口和推移皮瓣进行治疗,但复发率高于其他类型的肛瘘。术前需要灌肠并运用抗生素,术后需要禁食2天和控便3天。

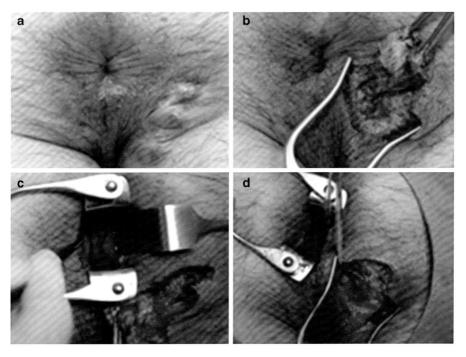

图9-7　括约肌外肛瘘手术

(a)括约肌外肛瘘,外口位于10点位。(b,c)剔除包括外口的全部瘘管。
(d)剩余的外括约肌处采用挂线。

9.5.2.5　马蹄型肛瘘

马蹄型肛瘘患者的炎症呈环形扩散,在肛门左右两侧出现继发性外口,有时仅出现在一侧。括约肌间肛瘘、经括约肌肛瘘或括约肌上肛瘘均可能形成马蹄型肛瘘,其中经括约肌肛瘘多起源于肛门后侧。马蹄型肛瘘通常内口位于肛管后中线,再延伸至两侧坐骨直肠窝,形成U形瘘管(图9-8)。内口位于肛管前侧的病例非常罕见。传统的治疗方法是切开所有的瘘管和内口,但创面愈合的时间很长,还会导致肛门畸形或功能影响。保留括约肌的手术方法,如改良的Hanley手术,切开后侧内括约肌,切除括约肌间间隙和肛管后深间隙的病灶,搔刮扩大外口以利引流(图9-9)[32,33]。由此看来,减少外括约肌损伤可以更好地保护肛门功能。

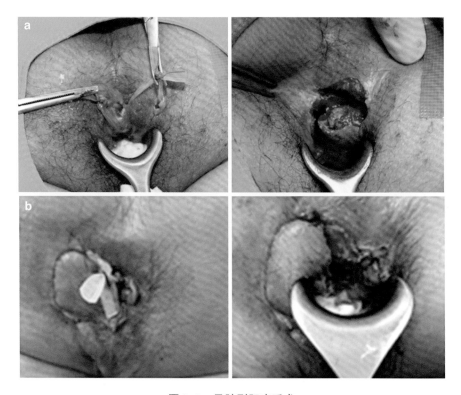

图9-8　马蹄型肛瘘手术

（a）术后挂线中。马蹄型肛瘘，外口位于左侧9点位，内口位于6点位，
分别挂线引流中。（b）去除挂线后，将瘘管切开。

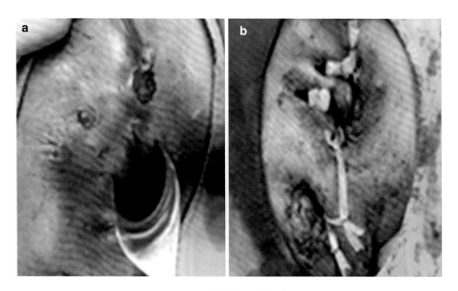

图9-9　复杂性肛瘘手术

（a）位于1、5和6点位的多根经括约肌肛瘘。（b）剔除所有瘘管后进行松弛挂线治疗。

9.5.3 内口（原发内口）的治疗

9.5.3.1 寻找内口

90%的低位括约肌间肛瘘的外口位于肛门后侧，其中约有60%的患者内口容易识别。寻找内口时，先将手指在肛管内按压，检查是否有硬结或压痛，可用隐窝钩探入可疑的肛隐窝内，确定是否与外口相通。感染的肛隐窝较大，多位于后中线。挤压后，脓液可以从感染的肛隐窝排出，也可以伴有发白的瘢痕或肥大肛乳头。如果内口识别困难，可在外口处插入冲洗针头，注入混有少量亚甲蓝的生理盐水（图9-10）。此外，也可以在可疑肛隐窝附近的黏膜注射生理盐水，受累的肛隐窝会出现凹陷。

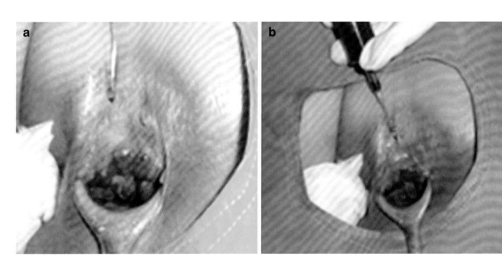

图9-10 识别内口

（a）探针自外口探入。（b）自外口注入混有亚甲蓝的生理盐水。

9.5.3.2 内口无法识别时处理方法

有时采用多种方法也难以识别内口，以及怀疑有原发性疾病时，就不能采用瘘管全部切开的方法。在这种情况下，可切除2～3个可疑的肛隐窝，将外口切开，日后再进行后续检查。

9.5.3.3 高位内口

当内口高于齿状线水平且可能涉及耻骨直肠肌时，切开手术对于耻骨直肠肌会造成损伤。建议使用松弛挂线治疗，可用橡皮筋或丝线贯通内、外口之间并打结固定。术后可以收紧此线，慢性勒紧括约肌，在确定内口和肛门直肠环情况后再予以切开[21]。

9.5.4 保留括约肌手术

9.5.4.1 推移瓣

目前有直肠推移瓣和肛周皮肤推移瓣两种方法。RVF治疗结果证实直肠黏膜推移瓣效果好，因此，该术式被应用于肛瘘的治疗[34-36]。在肛管处向直肠下段方向4～5 cm，包括肛瘘内口，游离组织呈U形黏膜瓣。切除黏膜瓣上内口部分后剔除并搔刮瘘管，缝合内口周围内括约肌，将黏膜瓣向下覆盖肛管内创面并用3-0可吸收线间断缝合。该术式优点在于无须切断括约肌，肛周没有创面，疼痛轻，能避免术后肛管畸形，愈合快。然而，对于直肠黏膜瓣的厚度尚存在争议，如是否应包含肌层或仅黏膜下层，是否需要临时造口，是否需要留置引流管，以及黏膜瓣覆盖的位置。还有很多因素会影响具体治疗方法，包括既往手术史、手术的方法、肛瘘的病因、术前使用类固醇、术后使用止泻药、抗生素、粪便转流造口、患者的性别、年龄和体重指数等，但是，一般情况下这些因素不会影响治疗结果。该术式的缺点是由于直肠黏膜下移与肛管远端缝合而导致直肠黏膜外翻和渗液。在皮肤瓣推移过程中，切除内口周围肛隐窝部分肛管黏膜及瘘管管道，然后缝合内括约肌切开部位[37-40]。可以制作V-Y瓣或房形皮瓣，向上推入肛管与直肠黏膜缝合，将原内口部位覆盖。外口处切口要大，这样有利于引流。推移瓣的基底部应比顶部宽2倍，通常推移瓣底部宽为1.5 cm，长3 cm。也可根据周围组织条件做更大的推移瓣。相对而言，肛周皮肤推移瓣比直肠黏膜推移瓣更方便，但是报道显示其复发率较高。另一种方法是在齿状线上直肠下端做一个包含黏膜、黏膜下层和部分内括约肌的U形瓣。游离完成后，切除包含内口的远端组织，结扎内口组织，将推移瓣与肛管内创面缝合，并完全覆盖内口。如果内口处张力较高的话，可以做皮肤减张切口。

9.5.4.2 经括约肌间瘘管结扎术

经括约肌间瘘管结扎术（Ligation of Intersphincteric Fistula Tract, LIFT）适用于高位经括约肌肛瘘且瘘管壁纤维化且没有感染的患者[41]。手术方法：硬膜外麻醉后取俯卧折刀位进行手术，术者必须先确定外口，在括约肌间沟作3 cm

长的切口并暴露瘘管。为确保手术视野便于术中操作,避免损伤瘘管,可使用Lone-Star拉钩。用弯钳挑起瘘管,用2-0可吸收线在瘘管靠近内、外括约肌侧分别结扎,然后从中间切开(图9-11)。外口切除并扩大,用刮匙搔刮外侧管道保证充分引流。术后应给患者使用抗生素和容积性泻药。必要时可应用改良技术,即从内口下方沿着瘘管切开内括约肌,但是经典的LIFT要求保留括约肌[42]。Meta分析报道该术式成功率约为70%,手术失败的因素包括肥胖、吸烟、复发型肛瘘及较长类型的瘘管[43,44]。超声检查证实LIFT失败的主要原因是引流不彻底和括约肌间有感染,所以再次手术只要单纯切开就可以治愈[45,46]。

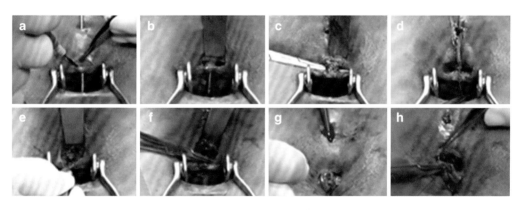

图9-11　经括约肌间瘘管结扎术

(a)探针从外口探入,内口探出,探明瘘管。(b)沿括约肌间沟作3 cm长的切口,并从切口游离瘘管管道。(c)找到瘘管管道,避免损伤内、外括约肌。(d)和(e)在内、外括约肌间结扎瘘管。(f)去除肌间瘘道。(g)刮除瘘管组织。(h)缝合括约肌间切口。

9.5.4.3　纤维蛋白胶

早在1990年就提出采用纤维蛋白胶治疗肛瘘,它具有使用简便、可重复性及对括约肌无损伤的优点[47,48]。但是与早期应用结果相比,复发率很高。一般来说,纤维蛋白胶由两种原料组成,纤维蛋白原浓缩物和凝血酶。为了稳定纤维蛋白单体,添加了XIII因子;为了防止纤维蛋白溶解,还添加了抑肽酶。将纤维蛋白胶注入瘘管内可形成胶原促进瘘管闭合[47]。手术方法:硬膜外麻醉后取俯卧折刀位,找到内口后刮匙搔刮清除管道,如患者合并脓肿或分支,则不宜采用此术式,可改用挂线引流。将纤维蛋白注射器头部自内口仔细插入达外口处,直视下,边注射纤维蛋白胶边缓慢退针。1 min后纤维蛋白胶就会凝固成形。术后无须应用抗生素,但应避免活动过多与坐浴[49]。纤维蛋白胶治疗失败的原因尚未确定,可能与纤维蛋白胶的种类、瘘管内肉芽组织清除不彻底、纤维蛋白胶在管道内填塞不足以及瘘管的长度有关,而且治疗复杂性肛瘘的成功率更低[47]。Meta分析报道成功率大约为50%,但是对于复杂性肛瘘,由于很难沿瘘管管道探查到内口,因此该方式不是首选的治疗方法[50,51]。

9.5.4.4 肛瘘栓

2006年,Johnson和同事报道采用生物材料填塞治疗15位肛瘘患者,成功率为87%。肛瘘栓可作为组织支架,刺激瘘管成纤维细胞增殖促进肛瘘愈合。手术方法:采用硬膜外麻醉后俯卧折刀位,先找到内口,自外口用刮匙搔刮管道,如患者伴有脓肿或分支,不宜采用该术式,建议挂线引流。再将肛瘘栓浸于生理盐水约3~5 min,然后在肛瘘栓远端系线,将其从内口引入牵拉向外口,切除多余肛瘘栓。用2-0可吸收线将内口缝合,稍微切扩外口便于引流。肛瘘栓的总体成功率不到50%,对于较长的瘘管成功率略高[52,53]。

9.6 特殊类型肛瘘

9.6.1 婴幼儿肛瘘

婴幼儿肛瘘多发生于出生后不到3个月的患儿,大多数瘘管的位置较低,较成人肛瘘更多见于侧方。女性患儿的肛瘘更多见于前后侧。奶粉喂养的婴儿发病率高于母乳喂养,并且婴幼儿肛瘘具有较高的自愈倾向。

肛腺和肛隐窝感染是婴幼儿肛瘘的发病原因,扩散到周围皮下组织间隙形成脓肿,经自然破溃或局部切开引流后形成肛瘘。婴幼儿肛瘘发生于侧方的原因是肛门括约肌尚未发育完全,所以肛管皮肤移行区会受到粪便的挤压导致侧方感染,同时婴儿直肠反射比成人少、Morgagni腺体更明显、频繁水泻、肛隐窝和肛腺异常发育、IgA分泌减少都是可能的原因。胃肠道的免疫力在出生后1年左右才能完善,由于非母乳喂养会使胃肠道免疫的保护机制降低,因此非母乳喂养的婴儿肛瘘发生率高。但出生1年以后随着胃肠道免疫力完善,有些瘘管可自然愈合。1岁以后,肛瘘的发生会有所减少[54-57]。

Yazbeck等人报道,尽管有92%的婴儿在肛瘘之前有肛周脓肿史,但只有

42%的肛周脓肿会导致瘘管形成。婴幼儿肛瘘无论采用瘘管切开术,还是瘘管切除术,均可获得良好疗效[58]。

9.6.2 克罗恩病肛瘘

克罗恩病肛瘘与起源于肛腺感染的普通肛瘘不同,炎症穿透直肠壁形成脓肿。克罗恩病侵袭结肠的发生率高于小肠,根据克罗恩病肛瘘的复杂程度和直肠炎症的程度选择不同的治疗方法。确诊的克罗恩病患者需要多学科的治疗。如果瘘管的特征与普通瘘管不同,则应考虑伴发克罗恩病的可能。如果有肛周脓肿,最好先行切开排脓,然后挂线引流。即使单纯性肛瘘,如伴有克罗恩病也不应做瘘管切开或切除术[59-61]。克罗恩病肛瘘采用长期挂线治疗,联合英夫利昔单抗等生物制剂治疗,瘘管可自然闭合。因此,当局部炎症消退后可移除挂线,继续使用药物治疗[62]。近年来,从脂肪细胞中分离培养出的干细胞被用于治疗复杂性肛瘘,该方法是否对克罗恩病肛瘘有效还需要时间的验证[63,64]。

9.7 术后并发症

多数患者术后无须控制饮食,术后第1天起建议温水坐浴。如果患者采用了括约肌保留术式,建议术后2～3天控制排便,首次排便后可温水坐浴。术后每周门诊随访,检查患者创面情况,了解恢复过程。依据患者肛瘘的复杂程度,术后康复时间为4周至数月。

9.7.1 肛门畸形和移位

如果肛瘘位于肛门前方或侧方,且涉及括约肌深,瘘管全部切开就会导致严重肛门畸形和移位。但如果肛瘘位于肛门后方,即便瘘管全部切开也不会发生严重的肛门畸形或移位。只要不影响肛门功能,即使出现肛门畸形或移位,也可以采用瘘管切开治疗。但从美观角度,建议采用肛门成形术。多数肛门畸形或移位是由括约肌切断所致,尤其是马蹄型肛瘘切开全部瘘管,肛门畸形在所难免。

9.7.2 大便失禁

即使切开2～3处外括约肌皮下部,也不会明显影响肛门功能,但是当外括约肌浅部和深部在前侧或侧方被切开,可引起肛门收缩功能减弱,导致大便失禁。除非耻骨直肠肌在后侧正中线处被切开,一般不会引起严重的大便失禁。但是由于患者的肛门功能不同,因此不能一概而论。尤其老年女性患者肛门前侧组织薄弱,手术时更应谨慎,术前应进行肛门功能测试,如肛门直肠测压,来充分评估肛门功能。

9.7.3 复发

肛瘘复发见于未能找到内口或未发现侧方或深部的支管。不同手术方式,复发率为4%～40%。此外,结核性肛瘘或克罗恩病肛瘘等特殊类型的肛瘘较易复发。

9.8 小结

肛瘘手术最重要的是找到内口并清除括约肌间感染的原发灶。对于深大的瘘管,保证创面充分引流是关键。

(译者:董青军、周昊、陶晓春,审校:杜鹏)

参考文献

1. Blumetti J, Abcarian A, Quinteros F, Chaudhry V, Prasad L, Abcarian H. Evolution of treatment of fistula in ano. World J Surg. 2012; 36: 1162–1167.

2. Parks A. Pathogenesis and treatment of fistula-in-ano. Br Med J. 1961; 1: 463–469.

3. Eglitis J. The gland of the anal canal in man. Ohio J Sci. 1961; 61: 65–79.

4. Seow-Choen F, Ho JM. Histoanatomy of anal glands. Dis Colon Rectum. 1994; 37: 1215–1218.

5. Parks A, Gordon P, Hardcastle J. A classification of fistula-in-ano. BJS. 1976; 63: 1–12.

6. Sumikoshi Y, Takano M, Okada M, Kiratuka J, Sato S. New classification of fistulas and its application to the operations. Am J Proctol. 1974; 25(3): 72.

7. Sileri P, Cadeddu F, D'Ugo S, Franceschilli L,

Del Vecchio Blanco G, De Luca E, Calabrese E, Capperucci SM, Fiaschetti V, Milito G, Gaspari AL. Surgery for fistula-in-ano in a specialist colorectal unit: a critical appraisal. BMC Gastroenterol. 2011; 11: 120–126.

8. Fazio VW. Complex anal fistulae. Gastroenterol Clin N Am. 1987; 16: 93–114.

9. Sangwan YP, Rosen L, Riether RD, Stasik JJ, Sheets JA, Khubchandani IT. Is simple fistula-in-ano simple? Dis Colon Rectum. 1994; 37: 885–889.

10. Liang C, Jiang W, Zhao B, Zhang Y, Du Y, Lu Y. CT imaging with fistulography for perianal fistula: does it really help the surgeon? Clin Imaging. 2013; 37: 1069–1076.

11. Pomerri F, Dodi G, Pintacuda G, Amadio L, Muzzio PC. Anal endosonography and fistulography for fistula-in-ano. Radiol Med. 2010; 115: 771–783.

12. Weisman RI, Orsay CP, Pearl RK, Abcarian H. The role of fistulography in fistula-in-ano. Report of five cases. Dis Colon Rectum. 1991; 34: 181–184.

13. Choen S, Burnett S, Bartram CI, Nicholls RJ. Comparison between anal endosonography and digital examination in the evaluation of anal fistulae. Br J Surg. 1991; 78: 445–447.

14. Subasinghe D, Samarasekera DN. Comparison of preoperative endoanal ultrasonography with intraoperative findings for fistula in ano. World J Surg. 2010; 34: 1123–1127.

15. Toyonaga T, Tanaka Y, Song JF, Katori R, Sogawa N, Kanyama H, Hatakeyama T, Matsushima M, Suzuki S, Mibu R, Tanaka M. Comparison of accuracy of physical examination and endoanal ultrasonography for preoperative assessment in patients with acute and chronic anal fistula. Tech Coloproctol. 2008; 12: 217–223.

16. Lunniss PJ, Barker PG, Sultan AH, Armstrong P, Reznek RH, Bartram CI, Cottam KS, Phillips RK. Magnetic resonance imaging of fistula-in-ano. Dis Colon Rectum. 1994; 37: 708–718.

17. Lunniss PJ, Armstrong P, Barker PG, Reznek RH, Phillips RK. Magnetic resonance imaging of anal fistulae. Lancet. 1992; 340(8816): 394–396.

18. Buchanan G, Halligan S, Williams A, Cohen CR, Tarroni D, Phillips RK, Bartram CI. Effect of MRI on clinical outcome of recurrent fistula-in-ano. Lancet. 2002; 360(9346): 1661–1662.

19. Mazier WP. The treatment and care of anal fistulas: a study of 1,000 patients. Dis Colon Rectum. 1971; 14: 134–144.

20. Garcia-Aguilar J, Belmonte C, Wong WD, Goldberg SM, Madoff RD. Anal fistula surgery. Dis Colon Rectum. 1996; 39: 723–729.

21. Thompson H. Wound healing and fistula-in-ano. Lond Clin Med J. 1966; 7: 55.

22. Abcarian H. The 'lay open' technique. Anal fistula: surgical evaluation and management. London: Chapman & Hall Medical; 1996. p. 73–80.

23. Kronborg O. To lay open or excise a fistula-in-ano: a randomized trial. Br J Surg. 1985; 72(12): 970.

24. Takano M, Fujuyoshi T, Hidaka H, Naito H. Sphincter-preserving operation for low intersphincteric fistula. Nippon Daicho Komonbyo Gakkai Zasshi. 1986; 39(1): 1–9.

25. Van Tets W, Kuijpers J. Seton treatment of perianal fistula with high anal or rectal opening. Br J Surg. 1995; 82(7): 895–897.

26. Pearl RK, Andrews JR, Orsay CP, Weisman RI, Prasad ML, Nelson RL, et al. Role of the seton in the management of anorectal fistulas. Dis Colon Rectum. 1993; 36(6):

573–579.

27. Graf W, Påhlman L, Ejerblad S. Functional results after seton treatment of high transsphincteric anal fistulas. Eur J Surg Acta chirurgica. 1995; 161(4): 289–291.

28. Kuypers HC. Use of the seton in the treatment of extrasphincteric anal fistula. Dis Colon Rectum. 1984; 27(2): 109–110.

29. Isbister WH, Al Sanea N. The cutting seton. Dis Colon Rectum. 2001; 44(5): 722–727.

30. Limura E, Giordano P. Modern management of anal fistula. World J Gastroenterol. 2015; 21: 12.

31. Thomson JP, Ross AH. Can the external anal sphincter be preserved in the treatment of trans-sphincteric fistula-in-ano? Int J Color Dis. 1989; 4: 247–250.

32. Hanley PH. Conservative surgical correction of horseshoe abscess and fistula. Dis Colon Rectum. 1965; 8(5): 364–368.

33. Ustynoski K, Rosen L, Stasik J, Riether R, Sheets J, Khubchandani IT. Horseshoe abscess fistula. Dis Colon Rectum. 1990; 33(7): 602–605.

34. Hyman N. Endoanal advancement flap repair for complex anorectal fistulas. Am J Surg. 1999; 178(4): 337–340.

35. Joo JS, Weiss EG, Nogueras JJ, Wexner SD. Endorectal advancement flap in perianal Crohn's disease. Am Surg. 1998; 64(2): 147.

36. Mizrahi N, Wexner SD, Zmora O, Giovanna Da Silva M, Efron J, Weiss EG, et al. Endorectal advancement flap. Dis Colon Rectum. 2002; 45(12): 1616–1621.

37. Robertson WG, Mangione JS. Cutaneous advancement flap closure. Dis Colon Rectum. 1998; 41(7): 884–886.

38. Sungurtekin U, Sungurtekin H, Kabay B, Tekin K, Aytekin F, Erdem E, et al. Anocutaneous VY advancement flap for the treatment of complex perianal fistula. Dis Colon Rectum. 2004; 47(12): 2178–2183.

39. Zimmerman DD, Briel JW, Gosselink MP, Schouten WR. Anocutaneous advancement flap repair of transsphincteric fistulas. Dis Colon Rectum. 2001; 44(10): 1474–1477.

40. Jun SH, Choi GS. Anocutaneous advancement flap closure of high anal fistulas. Br J Surg. 1999; 86: 490–492.

41. Rojanasakul A. LIFT procedure: a simplified technique for fistula-in-ano. Tech Coloproctol. 2009; 13(3): 237–240.

42. Yassin N, Hammond T, Lunniss P, Phillips R. Ligation of the intersphincteric fistula tract in the management of anal fistula. A systematic review. Color Dis. 2013; 15(5): 527–535.

43. Vergara-Fernandez O, Espino-Urbina LA. Ligation of intersphincteric fistula tract: what is the evidence in a review? World J Gastroenterol. 2013; 19: 6805–6813.

44. Hong KD, Kang S, Kalaskar S, Wexner SD. Ligation of intersphincteric fistula tract (LIFT) to treat anal fistula: systematic review and meta-analysis. Tech Coloproctol. 2014; 18: 685–691.

45. Tan KK, Tan IJ, Lim FS, Koh DC, Tsang CB. The anatomy of failures following the ligation of intersphincteric tract technique for anal fistula: a review of 93 patients over 4 years. Dis Colon Rectum. 2011; 54: 1368–1372.

46. van Onkelen RS, Gosselink MP, Schouten WR. Ligation of the intersphincteric fistula tract in low transsphincteric fistulae: a new technique to avoid fistulotomy. Color Dis. 2013; 15: 587–591.

47. Hammond T, Grahn M, Lunniss P. Fibrin glue in the management of anal fistulae. Color Dis. 2004; 6(5): 308–319.

48. Loungnarath R, Dietz DW, Mutch MG,

Birnbaum EH, Kodner IJ, Fleshman JW. Fibrin glue treatment of complex anal fistulas has low success rate. Dis Colon Rectum. 2004; 47(4): 432–436.

49. Singer M, Cintron J, Nelson R, Orsay C, Bastawrous A, Pearl R, Sone J, Abcarian H. Treatment of fistulas-in-ano with fibrin sealant in combination with intra-adhesive antibiotics and/or surgical closure of the internal fistula opening. Dis Colon Rectum. 2005; 48: 799–808.

50. Swinscoe MT, Ventakasubramaniam AK, Jayne DG. Fibrin glue for fistula-in-ano: the evidence reviewed. Tech Coloproctol. 2005; 9: 89–94.

51. Johnson EK, Gaw JU, Armstrong DN. Efficacy of anal fistula plug vs. fibrin glue in closure of anorectal fistulas. Dis Colon Rectum. 2006; 49: 371–376.

52. McGee MF, Champagne BJ, Stulberg JJ, Reynolds H, Marderstein E, Delaney CP. Tract length predicts successful closure with anal fistula plug in cryptoglandular fistulas. Dis Colon Rectum. 2010; 53: 1116–1120.

53. Cintron JR, Abcarian H, Chaudhry V, Singer M, Hunt S, Birnbaum E, Mutch MG, Fleshman J. Treatment of fistula-in-ano using a porcine small intestinal submucosa anal fistula plug. Tech Coloproctol. 2013; 17: 187–191.

54. Festen C, Van Harten H. Perianal abscess and fistula-in-ano in infants. J Pediatr Surg. 1998; 33(5): 711–713.

55. Al-Salem AH, Laing W, Talwalker V. Fistula-in-ano in infancy and childhood. J Pediatr Surg. 1994; 29(3): 436–438.

56. Afşarlar ÇE, Karaman A, Tanır G, Karaman İ, Yılmaz E, Erdoğan D, et al. Perianal abscess and fistula-in-ano in children: clinical characteristic, management and outcome. Pediatr Surg Int. 2011; 27(10): 1063.

57. Serour F, Somekh E, Gorenstein A. Perianal abscess and fistula-in-ano in infants: a different entity? Dis Colon Rectum. 2005; 48(2): 359–364.

58. Poenaru D, Yazbeck S. Anal fistula in infants: etiology, features, management. J Pediatr Surg. 1993; 28: 1194–1195.

59. Scott HJ, Northover JM. Evaluation of surgery for perianal Crohn's fistulas. Dis Colon Rectum. 1996; 39: 1039–1043.

60. Michelassi F, Melis M, Rubin M, Hurst RD. Surgical treatment of anorectal complications in Crohn's disease. Surgery. 2000; 128: 597–603.

61. Makowiec F, Jehle EC, Becker HD. Starlinger Perianal abscess in Crohn's disease. Dis Colon Rectum. 1997; 40: 443–450.

62. de Groof EJ, Sahami S, Lucas C, Ponsioen CY, Bemelman WA, Buskens CJ. Treatment of perianal fistula in Crohn's disease: a systematic review and meta-analysis comparing seton drainage and anti-tumour necrosis factor treatment. Color Dis. 2016; 18: 667–675.

63. García-Olmo D, García-Arranz M, Herreros D, Pascual I, Peiro C, Rodríguez-Montes JA. A phase I clinical trial of the treatment of Crohn's fistula by adipose mesenchymal stem cell transplantation. Dis Colon Rectum. 2005; 48(7): 1416–1423.

64. Garcia-Olmo D, Herreros D, Pascual I, Pascual JA, Del-Valle E, Zorrilla J, et al. Expanded adipose-derived stem cells for the treatment of complex perianal fistula: a phase II clinical trial. Dis Colon Rectum. 2009; 52(1): 79–86.

10 直肠阴道瘘

李正恩（Jeong Eun Lee）

10.1 概述

RVF是指直肠和阴道之间的异常瘘管，症状因RVF的位置和大小而异。它不仅会引起疼痛，还会引起羞愧感和焦虑。阴道漏气或漏便（在有气体或粪便漏入阴道的情况下）会让患者自卑并影响性生活，给患者的社交生活带来负担。根据瘘管的位置，RVF可分为低、中、高位三类，也可按病因进行分类。RVF可能有多种病因，但最常见的是产伤，其次可能是继发于手术、创伤和炎症性肠病。而且，不同等级类别的医院收治的患者的病因也不尽相同[1]。

10.2 病因

产伤是RVF最常见的病因，它可能因Ⅳ度会阴撕裂后缝合不当，或者在缝合后7～10天发生炎症或伤口破裂而致[2]。炎症性肠病中主要有克罗恩病，10%的女性克罗恩病患者会出现RVF[2]。肛门直肠或生殖器官的肿瘤可引起直肠和阴道之间的瘘管，盆腔放疗也可引起RVF，通常在放疗后6个月至2年内发生[3]。如果有直肠出血、难以愈合的溃疡或新发的肛门直肠痛，则应考虑RVF可能。由于症状可能与肿瘤复发相似，因此必须鉴别。对女性来说，所有肛门直肠手术都可能导致RVF。尤其是在经阴道子宫切除术、直肠前突手术、痔切除术、直肠肿瘤的局部切除或低位前切除手术后，均易发生。也可能发生于患有憩室炎的子宫切除术后患者，或由炎症、结核或肛腺寄生虫感染形成。

10.3 诊断

在某些情况下，RVF没有自觉症状，但多数情况下，患者有经阴道排气和排便症状。详细询问病史是最重要的。患者的难产史、肛门直肠手术史、炎症性肠病史、肛门直肠或盆腔恶性肿瘤史、放疗史都应记录。

检查患者是否有腹泻、便血，以及肛门是否有分泌黏液等情况，才能鉴别病因。约75%可通过DRE和体格检查来确诊。同时还应检查患者的会阴体厚度、括约肌的损伤程度、手术的瘢痕和肛门功能[4]。可使用直肠镜和阴道镜来检查瘘口和黏膜的情况（图10-1）。如果未发现瘘管，可将水灌入阴道，并通过内窥镜将空气注入直肠，检查是否有气泡渗入阴道，或将卫生棉条插入阴道，将亚甲蓝注入直肠，然后10~15 min后检查卫生棉条是否有染色[5]。

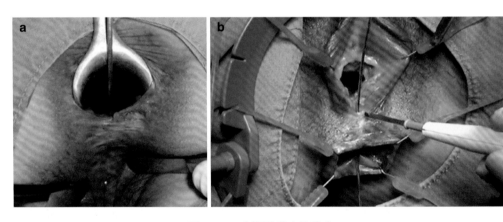

图10-1 直肠阴道瘘的检查

（a）患者折刀位，使用探针检查RVF。（b）患者截石位，Lone-Star拉钩确保手术视野并寻找瘘管开口。

体格检查未能发现瘘管，则应使用造影检查排除高位RVF可能。使用水溶性造影剂结肠造影以及胃肠道造影剂腹部CT，均可显示阴道内造影剂[6]。产伤引起的RVF有高达25%的患者会伴有大便失禁[7,8]，而其他病因导致的RVF，括约肌功能评估是选择手术方法的重要依据。因此，应同时进行肛门超声检查、肛门测压以及直肠容量和顺应性检查等肛门功能检查。阴部神经末梢运动潜伏期试验可用于神经生理学方面的评估，但通常不是必要检查。放疗引起的RVF治疗难度大，症状与肿瘤复发类似，需要明确鉴别。CT造影检查有助于诊断因盆腔疾病导致的RVF,但小的瘘管不易发现。MRI检查也可用于诊断盆腔疾病引起的RVF,通常用于高位瘘[9]。内镜检查可以发现直肠放射性损伤,必要时可在麻醉状态下进行瘘管活检以区分是否癌症复发。

10.4 治疗

10.4.1 保守治疗

能否成功治愈RVF很大程度上取决于病因,特别是因克罗恩病或放射损伤引起的RVF预后比较差。产伤导致的RVF,一般需要6个月才能自然修复,其中约50%可自愈[4,10,11]。克罗恩病导致的RVF的治疗根据疾病的活动度和炎症侵袭程度而有所不同。对于无症状的患者,可能不需要进行特殊手术治疗;对于有症状的患者,可采取分期治疗,优先采用药物治疗克罗恩病,并使用松弛挂线引流局部感染[12-14]。如果在克罗恩病积极治疗后局部感染能控制,则可以去除挂线,待瘘管自行愈合[15,16]。如由肛门直肠或生殖器官部位感染或恶性肿瘤引起的RVF,首先要明确病因再进行治疗。纤维蛋白胶或肛瘘栓的成功率非常低,故不再用于治疗RVF[12,13]。

10.4.2 手术治疗

对于大多数RVF,手术是主要的治疗方法。为提高成功率,应根据RVF的位置、病因、周围组织的感染程度、既往治疗史和括约肌功能等情况来选择适合的手术方式[5-7]。低位单纯性肛瘘可采用局部修补,高位肛瘘可能需要经腹部手术。产伤引起的RVF是最常见的,多为低位肛瘘,可选择经会阴、经肛门和经阴道手术。手术方法可根据括约肌的状况、是否为复发及手术者的经验来选择,在手术前应充分评估患者的括约肌功能[10,17]。采取任何一种手术,都应确保瘘管周围组织健康,没有任何炎症或感染。手术前一晚,给予聚乙二醇进行肠道准备,术前静脉使用抗生素。术前或麻醉后留置Foley导尿管,术后患者卧床休息2天。手术一般在蛛网膜下腔阻滞麻醉下进行,如果不是复发性RVF,则不需要进行粪便造口转流。

10.4.2.1 经肛门入路

经肛门手术与Rothenberger手术（1982）相比略有改变，但基本相似[18]。局部修补或推移瓣手术不会引起括约肌损伤或失禁，适合低位RVF。肛门侧的瘘口是持续感染的原因，由于肛门压力高，经肛门入路具有直接处理肛门高压区瘘口的优势，但是手术视野不如经阴道入路好。手术成功率为70%～80%[10,17,19]，但对于复发性RVF，成功率则较低[10,20-22]。术前通常不建议粪便转流。经肛门手术失败的主要原因是推移瓣回缩和推移瓣坏死。因此，在设计推移皮瓣时要注重以下几个方面：皮瓣要包括内括约肌，皮瓣要充分游离，皮瓣基底的宽度是顶部的2倍，这样可保证血液循环通畅。局部缝合的要求：充分游离周围组织可减少缝合张力，直肠和阴道修补后再进行重叠缝合、加固。有报道显示，部分推移瓣手术后会出现大便失禁[19,23]，这种情况多由术前患者括约肌功能不佳所致。因此，通过术前肛门生理学检测来评估括约肌功能是非常重要的。RVF首次推移瓣手术的成功率高达88%～95%[24,25]，但复发性RVF的手术成功率则较低[10]。

手术步骤1：蛛网膜下腔阻滞麻醉后，患者取折刀位，对直肠、阴道及周围组织进行消毒。使用Lone-Star拉钩，有利于暴露手术视野，寻找到瘘管开口（图10-1）。

手术步骤2：用电刀从齿状线处作一切口，长度为肛管直径的1/3～1/2，游离做一推移瓣，厚度应包括黏膜、黏膜下层和直肠内环肌。为了减少术中出血，便于组织分离，可以注射稀释的肾上腺素。推移瓣的长度为4～5 cm，基底部宽度是顶端的2倍，必须充分游离皮瓣基底部。切除瘘管内口及管道后，推移瓣能在无张力下覆盖创面。

手术步骤3：在肛管内瘘管开口周围作环形切口，用Allis钳牵拉管道，游离至直肠阴道侧，完整切除管道。直肠壁与阴道后壁的两处创面，用3-0单根可吸收缝合线间断缝合两针。彻底止血后，将推移瓣下拉，覆盖至肛缘，采用单纯缝合法将皮瓣与内括约肌缝合固定。阴道侧开口开放以利引流（图10-2）。

10.4.2.2 经会阴入路

沿着直肠和阴道之间的瘘管，在会阴部皮肤作一类似Ⅳ度会阴撕裂伤切口，完整别除管道，从基底部逐层对合缝合。该手术的优势是可以同时行肛提肌成形术、括约肌成形术和会阴成形术，成功率可达85%～100%[26-29]。该术式也适

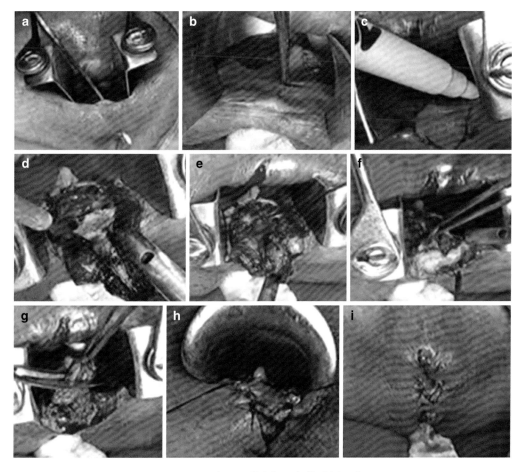

图10-2 直肠阴道瘘经肛门推移瓣手术

（a）折刀位，使用探针检查RVF。（b）在RVF肛门侧瘘口作一切口。（c）从齿状线切开，切口长度为肛管直径的1/3～1/2。（d）游离推移瓣，包括黏膜、黏膜下层和直肠内环肌。（e）在肛内瘘口周围作一个环形切口。（f）用Allis钳夹住瘘管，并游离至阴道侧。（g）瘘管被完全切除。（h）缝合直肠壁，再将推移瓣向肛缘拉出，缝合到内括约肌上。（i）阴道侧开口不缝合，利于引流。

用于经肛门或经阴道入路手术失败的患者。

  手术步骤1：蛛网膜下腔阻滞麻醉后，患者取截石位，直肠、阴道及周围组织消毒。

  手术步骤2：在会阴处作一个十字或弧形切口，游离直肠阴道隔，暴露瘘管。彻底切除直肠和阴道黏膜处的瘘管组织，游离会阴部切口两侧的括约肌和直肠阴道隔组织，确保足够的活动度。

手术步骤3：用可吸收线缝合直肠和阴道黏膜处创面。缝合肛门括约肌和会阴肌时，可采用重叠缝合法，会阴部的创面需留置引流管。

10.4.2.3　经阴道入路

与经肛门入路手术类似，但经阴道剥离瘘管时视野更好。由于结直肠外科医生对经阴道手术不熟练，故该方法使用较少。然而，克罗恩病RVF患者进行局部修补时，该方法具有优势，因为阴道侧的组织健康。放疗后引起的RVF，通常为单纯性肛瘘，可采用局部修补。由于阴道受到放疗的影响较少，故经阴道修补优于经肛门修补[30,31]。

手术步骤1：蛛网膜下腔阻滞麻醉后，患者取截石位，直肠、阴道及周围组织消毒。

手术步骤2：找到阴道侧瘘管开口，在阴道后壁瘘口周围作一切口，在直肠阴道隔处完整剔除管道。可在黏膜下层注射稀释的肾上腺素以减少出血，有利于游离瘘管。

手术步骤3：从直肠阴道隔充分游离阴道后壁，将阴道后壁和直肠阴道隔依次采用荷包缝合，使缝合面朝向直肠处。充分游离直肠阴道隔，推移球海绵体肌后，加固缝合直肠与阴道之间的间隙，同时达到肛提肌成形的效果（图10-3）。

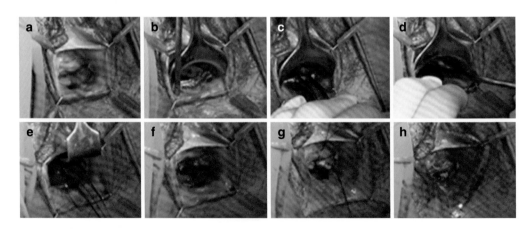

图10-3　经阴道入路治疗直肠阴道瘘

（a）取截石位，在阴道侧使用Lone-Star拉钩，探查瘘管开口。（b）沿阴道后壁瘘口周围作切口。（c）在直肠阴道隔中游离瘘管。（d）瘘管被完全剔除。（e）直肠阴道隔创面采用荷包缝合。（f）直肠阴道隔侧已被充分游离。（g）推移球海绵体肌并缝合固定。（h）缝合阴道壁。

术后,蛛网膜下腔阻滞麻醉恢复需要保持仰卧位4 h,此后仍建议患者绝对卧床休息。手术当晚可流质饮食,服用阿片类药物或洛哌丁胺2天控制排便,随后可使用粪便软化剂防止便秘。术后第2天,患者可以适当活动,并拔除Foley导尿管。术后3天给予口服抗生素预防感染。经阴道入路术后换药,可使用碘伏或者阴道栓。

10.5 特殊的RVF

10.5.1 克罗恩病RVF

在治疗克罗恩病RVF时,不仅要关注瘘管的位置、括约肌受损情况、瘘管周围的炎症程度,而且要关注患者克罗恩病的活动度,要结合这些因素才能确定具体治疗方法。活动性克罗恩病患者,应该采用切开引流的方法,并以药物疗法为主。近期研究发现,采用英夫利昔单抗治疗有60%的肛瘘会缓解,但关于RVF的研究并不多[20,32,33]。对于直肠未累及的低位RVF患者,可行直肠推移瓣手术治疗,联合粪便转流有利愈合[15,31,34,35]。

10.5.2 放疗引起的RVF

治疗放疗引起的RVF,需要尽量减少组织损伤。在组织条件允许的情况下,组织瓣移植是可以选择的手术方法,也可采用小切口进行球海绵体肌瓣转位术[36,37],如果瘘管比较大,可以选择股薄肌移植手术,但往往并发症发生率较高[38,39]。

RVF手术时行粪便转流是有争议的,一般来说,并非必须[35]。但对于放疗性RVF,或克罗恩病RVF,或采用肌瓣移植术和复发性RVF,粪便转流可以提高成功率。对于一些克罗恩病RVF长期不愈的患者,可能需要永久粪便转流或全直肠切除术[33,40]。高位RVF经肛门或经阴道入路手术很难操作,因此需经腹部入路手术,在本章中我们暂不讨论。

10.6 小结

治疗RVF时,应结合瘘管的位置、病因和括约肌的状况来选择手术方法。在根治性手术前,应完全清除瘘管周围会阴部的炎症。对于产伤引起的RVF,需采用肛门功能检测来评估括约肌的功能。对于克罗恩病的RVF,在手术治疗前,应先进行药物治疗控制克罗恩病。在手术过程中,如果没有足够多的肌肉加固支撑,可考虑使用球海绵体肌或股薄肌填植。在进行复杂的经阴道手术之前,也应考虑联合粪便转流。

（译者：蒋伟冬、尹璐，审校：郭修田）

 参考文献

1. Saclarides TJ. Rectovaginal fistula. Surg Clin North Am. 2002; 82: 1261–1272.

2. Venkatesh KS, Ramanujam PS, Larson DM, Haywood MA. Anorectal complications of vaginal delivery. Dis Colon Rectum. 1989; 32: 1039–1041.

3. Radcliffe AG, Ritchie JK, Hawley PR, Lennard-Jones JE, Northover JM. Anovaginal and rectovaginal fistulas in Crohn's disease. Dis Colon Rectum. 1988; 31(2): 94–99.

4. Goldberg SM, Gordon PM, Nivastvongs S. Essentials of anorectal surgery. Philadelphia and Toronto: KB Lippincott Company; 1980. p. 316.

5. Baig MK, Zhao RH, Yuen CH, Nogueras JJ, Singh JJ, Weiss EG, Wexner SD. Simple rectovaginal fistulas. Int J Color Dis. 2000; 15: 323–327.

6. Beck DE, Roberts PL, Saclarides TJ, Senagore AJ, Stamos KN, Seds W. The ASCRS textbook of colon and rectal surgery. 2nd ed. New York: Springer; 2011. p. 245–260.

7. Das B, Snyder M. Rectovaginal Fistulae. Clin Colon Rectal Surg. 2016; 29: 50–56.

8. Wise WE, Aguilar PS, Padmanabtan A, et al. Surgical treatment of low rectal vaginal fistulas. Dis Colon Rectum. 1991; 34: 271–341.

9. Ozuner G, Hull TL, Cartmill J, Fazio VW. Long-term analysis of the use of transanal rectal advancement flaps for complicated anorectal/vaginal fistulas. Dis Colon Rectum. 1996; 39: 10–14.

10. Lowry AC, Thorson AG, Rothenberger DA, Goldberg SA. Repair of simple rectovaginal fistulas: influence of previous repairs. Dis Colon Rectum. 1983; 31: 676–678.

11. Kniery K, Johnson EK, Steele SR. How I do it: Martius flap for rectovaginal fistulas. J Gastrointest Surg. 2015; 19: 570–574.

12. Russell TR, Gallagher DM. Low rectovaginal fistulas. Approach and treatment. Am J Surg. 1977; 134: 13–18.

13. White AJ, Buchsbaum HJ, Blythe JG, Lifshitz S. Use of the bulbocavernosus muscle (Martius procedure) for repair of radiation-induced rectovaginal fistulas. Obstet Gynecol. 1982; 60: 114–118.

14. Wexner SD, Ruiz DE, Genua J, Nogueras JJ, Weiss EG, Zmora O. Gracilis muscle interposition for the treatment of rectourethral, rectovaginal, and pouchvaginal fistulas: results in 53 patients. Ann Surg. 2008; 248: 39–43.

15. de Parades V, Far HS, Etienney I, Zeitoun JD, Atienza P, Bauer P. Seton drainage and fibrin glue injection for complex anal fistulas. Color Dis. 2010; 12: 459–463.

16. Ellis CN. Outcomes after repair of rectovaginal fistulas using bioprosthetics. Dis Colon Rectum. 2008; 51: 1084–1088.

17. Homsi R, Daikoku NH, Littlejohn J, Wheeless CR Jr. Episiotomy: risks of dehiscence and rectovaginal fistula. Obstet Gynecol Surv. 1994; 49: 803–808.

18. Tsang CBS, Madoff RD, Wong WD, et al. Anal sphincter integrity and function influences outcome in recto vaginal fistula repair. Dis Colon Rectum. 1998; 41: 1141–1146.

19. Sudol-Szopinska I, Jakubowski W, Szczepkowski M. Contrast-enhanced endosonography for the diagnosis of anal and anovaginal fistulas. J Clin Ultrasound. 2002; 30(3): 145–150.

20. Löffler T, Welsch T, Mühl S, Hinz U, Schmidt J, Kienle P. Long-term success rate after surgical treatment of anorectal and rectovaginal fistulas in Crohn's disease. Int J Color Dis. 2009; 24: 521–526.

21. Khanduja KS, Yamashita HJ, Wise WE Jr, et al. Delayed repair of obstetric injuries of the anorectum and vagina. A stratified surgical approach. Dis Colon Rectum. 1994; 37: 344–349.

22. Tancer ML, Lasser D, Rosenbleum N. Rectovaginal fistula or perineal and anal sphincter disruption or both after vaginal delivery. Surg Gynecol Obstet. 1990; 171: 43–46.

23. Sonada T, Hull T, Piedmonte MR, Fazio VW. Outcomes of primary repair of anorectal and rectovaginal fistulas using endorectal advancement flap. Dis Colon Rectum. 2002; 45: 1622–1628.

24. Stoker J, Rociu E, Schouten WR, Laméris JS. Anovaginal and rectovaginal fistulas: endoluminal sonography versus endoluminal MR imaging. AJR Am J Roentgenol. 2002; 178: 737–741.

25. Oakley SH, Brown HW, Yurteri-Kaplan L, Greer JA, Richardson ML, Adelowo A, Lindo FM, Greene KA, Fok CS, Book NM, Saiz CM, Plowright LN, Harvie HS, Pauls RN. Practice patterns regarding management of rectovaginal fistulae: a multicenter review from the Fellows' Pelvic Research Network. Female Pelvic Med Reconstr Surg. 2015; 21: 123–128.

26. Corte H, Maggiori L, Treton X, Lefevre JH, Ferron M, Panis Y. Rectovaginal fistula: what is the optimal strategy?: an analysis of 79 patients undergoing 286 procedures. Ann Surg. 2015; 262: 855–860.

27. Wiskind AK, Thompson JD. Transverse transperineal repair of rectovaginal fistulas in the lower vagina. Am J Obstet Gynecol. 1992; 167: 694–699.

28. Fürst A, Schmidbauer C, Swol-Ben J, Iesalnieks I, Schwandner O, Agha A. Gracilis transposition for repair of recurrent anovaginal and rectovaginal fistulas in Crohn's disease. Int J Color Dis. 2008; 23: 349–353.

29. Yamamoto T. Disappointing results following proctectomy with end-colostomy for anorectal Crohn's disease. J Crohns Colitis. 2013; 7(4): e150.

30. Mazier WP, Senagore AJ, Schiesel EC. Operative repair of anovaginal and rectovaginal fistulas. Dis Colon Rectum. 1995; 38: 4–6.

31. Rothenberger DA, Christenson CE, Balcos EG, Schottler JL, Nemer FD, Nivatvongs S, Goldberg SM. Endorectal advancement flap for treatment of simple rectovaginal

fistula. Dis Colon Rectum. 1982; 25: 297–300.

32. Sands BE, Blank MA, Patel K, et al. Long-term treatment of rectovaginal fistula in Crohn's disease' response to infliximab in the ACCENT II Study. Clin Gastroenterol Hepatol. 2004; 2: 912–920.

33. MacRae HM, McLeod RS, Cohen Z, Stern H, Reznick R. Treatment of rectovaginal fistulas that has failed previous repair attempts. Dis Colon Rectum. 1995; 38: 921–925.

34. Pinto RA, Peterson TV, Shawki S, Davila GW, Wexner SD. Are there predictors of outcome following rectovaginal fistula repair? Dis Colon Rectum. 2010; 53: 1240–1247.

35. Hull TL, fazio VW. Surgical approaches to low anovagi9nal fistula in Crohn's disease. Am J Surg. 1997; 173: 95–98.

36. Bhome R, Monga A, Nugent KP. A transvaginal approach to rectovaginal fistulae for the colorectal surgeon; technical notes and cse series. Tech Coloproctol. 2018; 22: 305–311.

37. Champagne BJ, McGee MF. Rectovaginal fistula. Surg Clin N Am. 2010; 90: 69–82.

38. Chung CS, Lee DK, George BD, Mortensen NJ. Clinical outcome of rectovaginal fistula in Crohn's disease. J Coloproctol. 2008; 23: 10–15.

39. McNevin MS, Lee PY, Bax TW. Martius flap: an adjunct for repair of complex, low rectovaginal fistula. Am J Surg. 2007; 193: 597–599.

40. Hull TL, Bartus C, Bast J, Floruta C, Lopez R. Multimedia article. Success of episioproctotomy for cloaca and rectovaginal fistula. Dis Colon Rectum. 2007; 50: 97–101.

11 | 直肠脱垂

李宽哲（Gwanchul Lee）

11.1 概述

直肠脱垂是指直肠全层经肛门脱出，严重影响患者日常生活（图11-1）。多见于60岁以上女性，女性发病率是男性的5～6倍[1-3]。直肠脱垂的解剖学改变包括肛提肌松弛、盆底深陷、乙状结肠冗长和直肠黏膜及肛门松弛。内镜下可伴有孤立性直肠溃疡[4,5]，常伴有失禁或排便障碍[6]。直肠脱垂的病因有两种假说：滑动疝（moschowitz）理论和肠套叠（broden & snellman）理论[7,8]。滑动疝理论认为直肠脱垂源于盆筋膜缺损而向下自薄弱处脱出，依据是直肠脱垂患者存在深陷的直肠阴道/膀胱陷凹。肠套叠理论则认为直肠脱垂始于直肠内套叠，其依据是在排粪造影时可见直肠套叠先发生于直肠上段，随后逐步向下脱出肛外。虽然目前这两种假说尚无定论，但都把直肠与盆腔内筋膜连接薄弱视作直肠脱垂的病因。但盆底缺损是脱垂所致，还是因为缺损导致脱垂，目前尚不清楚。

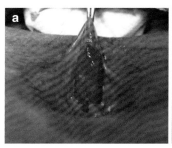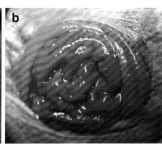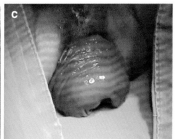

图11-1 直肠脱垂
（a）黏膜脱垂。（b）不完全直肠脱垂。（c）直肠全层脱垂。

11.2 检查

直肠脱垂的早期症状为排便时直肠黏膜突出，逐渐表现为咳嗽、下蹲用力时直肠全层脱出。这与痔的脱垂不同，痔核的脱垂呈放射状，而直肠脱垂则累及直肠黏膜，全层呈同心圆样突出。

大多数患者因长期直肠脱垂导致括约肌松弛引发失禁，反复脱垂的组织持续引发直肠抑制反射并损伤阴部神经，进而导致括约肌萎缩，使失禁症状进一步加剧[9-11]。另一方面，一些患者因脱垂的直肠堵塞肛门引发便秘，而过度努挣又影响盆底肌协调性[12]。此外，还有患者伴有尿失禁或其他盆腔器官脱垂（图11-2）。严重的直肠脱垂通过直肠的脱出很容易被确诊，但在早期往往因为病情隐匿不易确诊，可让患者采用蹲位并用力排便观察脱出的直肠黏膜。当检查困难时，可将纱布塞入直肠，缓慢取出纱布的同时观察直肠黏膜的脱垂情况，如合并有其他器官（子宫、膀胱等）脱垂，应检查有无相应症状，如有也应考虑同时治疗[13-15]。

排粪造影有助于直肠脱垂的早期诊断（图11-3）。此外，排粪造影还能提供大量异常的伴发症状的信息，如肛

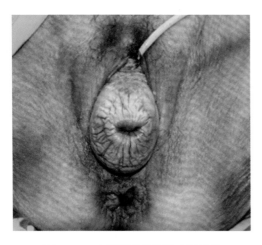

图11-2 直肠脱垂伴盆腔脏器脱垂

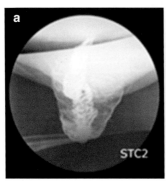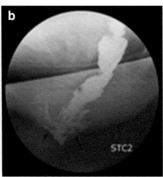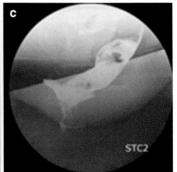

图11-3 直肠脱垂排粪造影检查

（a）直肠全层脱垂。（b）不完全直肠脱垂。（c）直肠内套叠。

直角变大和盆底下降,因此它是一种非常有用的检查方法[4,16]。

　　肛门超声检查有助于鉴别肛门括约肌损伤以及由直肠肿瘤引起的直肠脱垂。肛门测压法可明确肛门括约肌受损程度并预测术后大便失禁的可能性[17,18]。结肠镜检查有助于诊断由直肠脱垂和肠套叠引起的孤立性直肠溃疡(图11-4)[19]。此外,动态磁共振成像可用于检查其他内脏器官脱垂的存在[20]。

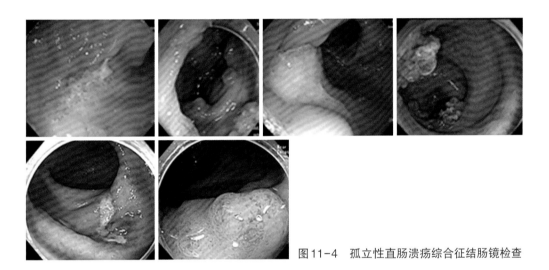

图11-4　孤立性直肠溃疡综合征结肠镜检查

11.3　治疗

11.3.1　非手术治疗

　　直肠脱垂的治疗旨在治愈脱垂,同时改善伴随的直肠出血、失禁或便秘、排便不尽等症状。手术是治愈的唯一方法,但在无法手术时,采用膳食纤维和粪便软化剂等保守治疗可减轻大便失禁或便秘的症状,提高患者的生活质量。如果脱垂的直肠回纳困难,可在表面撒糖粉来减轻水肿,使其更容易回纳入直肠[21]。对于合并大便失禁者,术前即应积极治疗以改善术后控便功能,若脱垂长期不纠正,大便失禁将成为不可逆的[22,23]。

11.3.2　手术治疗

　　由于复发率高,外科医生在选择手术方式时应慎重。需要综合考量患者一般情况、解剖异常、原因及伴随的大便失禁或便秘症状。手术方法大致分两类:

经肛门和经腹部入路,术者应同时熟练掌握两类方法以便能够自如选择更适合患者的术式,而不是根据自己的擅长做出选择。近年来,腹腔镜直肠固定术几乎可应用于所有患者,除非存在严重的心脏或肺部疾病,如果伴有膀胱或子宫脱垂则更有优势,推荐多学科联合手术同时修复所有问题。这里我们将重点讨论经肛门入路手术。

经肛门入路有直肠黏膜切除肌层折叠缝合术(Delorme手术)、经会阴直乙结肠切除术(Altemeier手术)、肛门环缩术(Thiersch手术)、黏膜结扎术和肛管缩窄术(Gant-Miwa手术)和适用于黏膜脱垂的PPH。其中Delorme手术和Altemeier手术最为常用[24,25]。Delorme手术比Altemeier手术侵袭性小,术后并发症少,更适合有并发症的老年患者。如果患者脱垂长度大于5 cm,宜切除冗余以降低复发率。对于年轻和体能状况良好的患者,可采取经腹直肠固定术伴或不伴乙状结肠切除。

11.3.2.1 直肠黏膜切除术

使用吻合器切除直肠黏膜并不适合直肠完全脱垂(直肠全层脱垂)。它仅适用于痔合并部分直肠黏膜脱垂,该术式有一定复发的风险。手术方法类似于吻合器痔切除术,术中宜采用锯齿形荷包缝合以增加切除宽度(可达3 cm),减少复发(图11-5)。

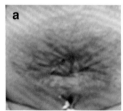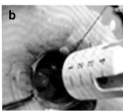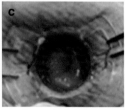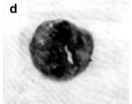

图11-5　吻合器经肛门直肠切除术

(a)黏膜脱垂。(b)荷包缝合后在直肠下段插入管状吻合器。
(c)吻合器击发后的吻合线。(d)切除的直肠黏膜。

11.3.2.2 Delorme手术

手术方式相对简单,可在硬膜外麻醉下进行,基层医院可以开展。患者体位可取俯卧折刀位或截石位。截石位的优点是便于术中观察脱垂情况,缺点是对术者和助手来说空间有限,操作困难。俯卧折刀位可通过牵拉直肠黏膜充分切除脱垂,故笔者常用该体位。

手术步骤：自齿状线上方1.5 cm处用电刀环形切开黏膜，在黏膜下层分离显露直肠肌层至脱垂顶端。可注射肾上腺素与生理盐水混合液以便游离和止血。笔者习惯在手术开始部位局部注射，有助于分开黏膜和肌层。剥离直肠黏膜至脱垂最远端，用缝合线沿4个方向垂直折叠肌层形成褶皱，然后在两两间再加固，共8个点。将折叠的肌层回纳入肛管后收紧缝合线，可同时将两端黏膜层一起缝合，也可以将肌层和黏膜层分别缝合（图11-6）。

由于该术式术后几乎无并发症，故适用于年迈、基础条件差者，但可能导致里急后重，引发坠胀感。此外，该术式不适于合并严重便秘者，因术后排便用力可能导致早期复发。对于长期脱垂致括约肌不可逆损伤者，术后失禁可能持续存在，此时宜联合Thiersch手术加固括约肌。Delorme手术主要适用于5 cm以内的脱垂，因其安全性高，适用于一般情况较差的患者。复发率为10%～15%，看似高于经腹部入路手术，但可能由患者类型所致[26-28]。相对于老年患者群体中

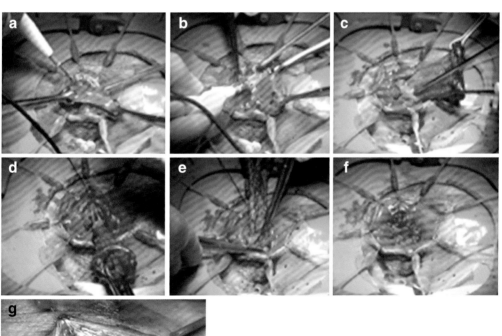

图11-6　Delorme手术

（a）折刀位，Lone-Star拉钩牵开肛门。（b）拉出并切开直肠黏膜。（c）环状切开直肠黏膜。（d）环状切除脱垂的直肠黏膜。（e）4个点折叠缝合直肠肌层。（f）另外8个点加固折叠缝合。（g）完成折叠缝合后。

较高的复发率,年轻患者群体的复发率则与经腹部手术相当[29]。

11.3.2.3 Altemeier手术

这是一种切除脱垂肠段再行吻合的手术,可联合肛提肌成形术,消除前方深陷的直肠阴道/膀胱陷凹并缩窄盆腔。尽管联合肛提肌成形术有助于降低术后复发率,但仍无法改善患者的大便失禁情况[30,31]。通常认为该术式复发率相对高于经腹部入路手术,但患者组间差异较大,较难进行精准比较。总体上,该术式2年内的复发率为15%～30%[32,33]。

手术步骤:齿状线上2～3 cm处环形切开直肠壁全层,然后打开直肠前壁,打开Douglas窝,用手握住直肠,游离后侧的直肠系膜。系膜因长期脱垂被拉长,故很容易进行结扎和切除,可使用超声刀或LigaSure,无须结扎血管即可轻松完成。近端直肠切缘位置目前还没有明确规定,一般可到直肠上段或更上方。在进行吻合前,先缝合腹膜,同时关闭深陷的直肠阴道/膀胱陷凹。如同时行肛提肌成形术,应在暴露肛提肌后缝合,并留有可一个手指通过的空隙。最后,切断肠段并用可吸收缝线吻合直肠近、远端(图11-7)[25]。

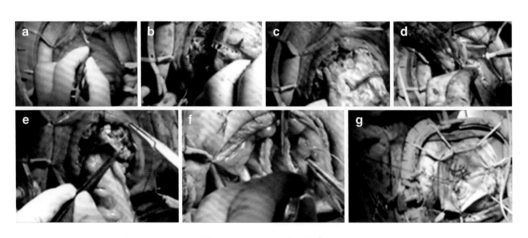

图11-7　Altemeier手术

(a)通过Lone-Star拉钩暴露肛周,并在齿状线以上2～3 cm处环形切开直肠全层。(b)打开Douglas窝。(c)切除并结扎肠系膜。(d)切除脱垂的直肠。(e)暴露肛提肌并行成形术。(f)端端吻合。(g)缝合直肠黏膜。

11.3.2.4 Thiersch手术

是一种在内括约肌外植入尼龙束带从而加强括约肌张力的手术方法。手术取俯卧折刀位,距肛缘1 cm处,于6点位和12点位作切口。自切口插入血管钳,沿内括约肌外侧向两侧穿入尼龙束带,环绕肛管360°后收紧束带并留有一定空间,约10 mL针筒直径,保证正常排便。缝合切口完成手术(图11-8)。

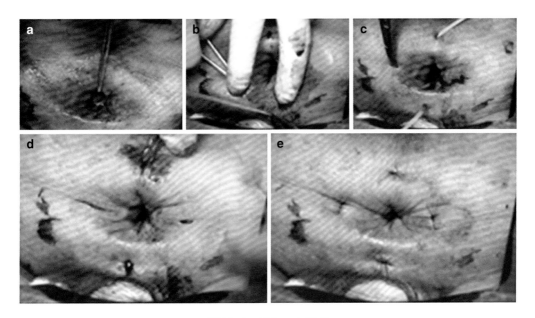

图11-8 Thiersch手术
(a)6点位、12点位垂直切口。(b)沿内括约肌外插入血管钳。(c)穿入尼龙带。
(d)环绕肛管360°。(e)留出一定空间,约10 mL针筒直径,收紧尼龙带。

11.4 术后管理

Delorme手术后可立即给予流质饮食,术后第1天开始坐浴。手术前、后均应使用抗生素。Altemeier手术前要留置Foley导尿管,手术前、后使用抗生素,术后控制排便2～3天,术后第1天开始坐浴,并使用止泻剂预防术后失禁症状。

11.5 并发症

11.5.1 大便失禁

如术前就存在肛门括约肌功能减弱,术后大便失禁症状可能会恶化。此时应使用纤维软化剂和止泻剂以增加排便量、减少疏松粪便。生物反馈治疗对某些患者有效[34]。如果术前预计存在严重失禁可能,可联合Thiersch手术。

11.5.2 复发

总体上,经肛门入路手术的术后复发率高于经腹部入路手术(图11-9)[35],但在选择手术方式前,应充分考量患者年龄、一般状态等具体情况。因此,直肠脱垂手术前因充分告知、说明复发的可能原因,对于复发的患者,应根据前次的手术方式制订新的手术方式。可能需要切除直肠,但需结合剩余直肠的血供情况而定[36]。

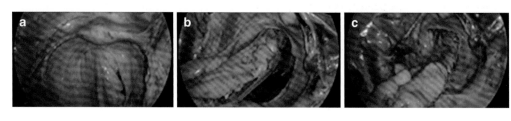

图11-9　腹腔镜经腹直肠固定术
(a)骨盆入口。(b)打开直肠系膜,植入聚丙烯网片。(c)修复后的直肠。

11.6　小结

直肠脱垂多见于老年患者,往往需要手术治疗。应综合考虑患者的总体情况后选择合适的手术方式。此外,还需兼顾伴随症状,如大便失禁及其他盆腔器官脱垂的治疗。对于术后复发者,应采用与前次不同的手术方式。

(译者:崔喆、叶光耀,审校:王琛)

 参考文献

1. Nygaard I, Barber MD, Burgio KL, Kenton K, Meikle S, Schaffer J, et al. Prevalence of symptomatic pelvic floor disorders in US women. JAMA. 2008; 300(11): 1311–1316. Pubmed Central PMCID: 2918416.

2. Harmston C, Jones OM, Cunningham C, Lindsey I. The relationship between internal rectal prolapse and internal anal sphincter function. Colorectal Dis. 2011; 13(7): 791–795.

3. Bordeianou L, Lee KY, Rockwood T, Baxter NN, Lowry A, Mellgren A, et al. Anal resting pressures at manometry correlate with the Fecal Incontinence Severity Index and with

presence of sphincter defects on ultrasound. Dis Colon Rectum. 2008; 51(7): 1010–1014.

4. Bordeianou L, Hicks CW, Kaiser AM, Alavi K, Sudan R, Wise PE. Rectal prolapse: an overview of clinical features, diagnosis, and patient-specific management strategies. J Gastrointest Surg. 2014; 18(5): 1059–1069.

5. Felt-Bersma RJ, Tiersma ES, Cuesta MA. Rectal prolapse, rectal intussusception, rectocele, solitary rectal ulcer syndrome, and enterocele. Gastroenterol Clin N Am. 2008; 37(3): 645–668, ix.

6. Dvorkin LS, Gladman MA, Epstein J, Scott SM, Williams NS, Lunniss PJ. Rectal intussusception in symptomatic patients is different from that in asymptomatic volunteers. Br J Surg. 2005; 92(7): 866–872.

7. Gourgiotis S, Baratsis S. Rectal prolapse. Int J Color Dis. 2007; 22(3): 231–243.

8. Kairaluoma MV, Kellokumpu IH. Epidemiologic aspects of complete rectal prolapse. Scand J Surg. 2005; 94(3): 207–210.

9. Broden B, Snellman B. Procidentia of the rectum studied with cineradiography. A contribution to the discussion of causative mechanism. Dis Colon Rectum. 1968; 11(5): 330–347.

10. Kaufman HS, Buller JL, Thompson JR, Pannu HK, DeMeester SL, Genadry RR, et al. Dynamic pelvic magnetic resonance imaging and cystocolpoproctography alter surgical management of pelvic floor disorders. Dis Colon Rectum. 2001; 44(11): 1575–1583; discussion 83–84. PubMed PMID: 11711726.

11. Myers JO, Rothenberger DA. Sugar in the reduction of incarcerated prolapsed bowel. Report of two cases. Dis Colon Rectum. 1991; 34(5): 416–418.

12. Sun WM, Read NW, Donnelly TC, Bannister JJ, Shorthouse AJ. A common pathophysiology for full thickness rectal prolapse, anterior mucosal prolapse and solitary rectal ulcer. Br J Surg. 1989; 76(3): 290–295.

13. Wallenhorst T, Bouguen G, Brochard C, Cunin D, Desfourneaux V, Ropert A, Bretagne JF, Siproudhis L. Long-term impact of full-thickness rectal prolapse treatment on fecal incontinence. Surgery. 2015; 158(1): 104–111.

14. Cunin D, Siproudhis L, Desfourneaux V, Berkelmans I, Meunier B, Bretagne JF, Bouguen G. No surgery for full-thickness rectal prolapse: what happens with continence? World J Surg. 2013; 37(6): 1297–1302.

15. Lindsey I. Commentary: Best practice in rectal prolapse. Colorectal Dis. 2010; 12(6): 512–514.

16. Altemeier WA, Culbertson WR, Schowengerdt C, Hunt J. Nineteen years' experience with the one-stage perineal repair of rectal prolapse. Ann Surg. 1971; 173(6): 993–1006.

17. Moschcowitz AV. The pathogenesis, anatomy and cure of prolapse of the rectum. Surg Gynecol Obstet. 1912; 15: 7–21.

18. Glasgow SC, Birnbaum EH, Kodner IJ, Fleshman JW, Dietz DW. Preoperative anal manometry predicts continence after perineal proctectomy for rectal prolapse. Dis Colon Rectum. 2006; 49(7): 1052–1058.

19. Snooks SJ, Henry MM, Swash M. Anorectal incontinence and rectal prolapse: differential assessment of the innervation to puborectalis and external anal sphincter muscles. Gut. 1985; 26(5): 470–476.

20. Hawkins AT, Olariu AG, Savitt LR, Gingipally S, Wakamatsu MM, Pulliam S, Weinstein MM, Bordeianou L. Impact of rising grades of internal rectal intussusception on fecal continence and symptoms of constipation. Dis Colon Rectum. 2016; 59(1): 54–61.

21. Lieberth M, Kondylis LA, Reilly JC, Kondylis

PD. The Delorme repair for full-thickness rectal prolapse: a retrospective review. Am J Surg. 2009; 197(3): 418–423.

22. Senapati A, Nicholls RJ, Thomson JP, Phillips RK. Results of Delorme's procedure for rectal prolapse. Dis Colon Rectum. 1994; 37(5): 456–460.

23. Watkins BP, Landercasper J, Belzer GE, Rechner P, Knudson R, Bintz M, Lambert P. Long-term follow-up of the modified Delorme procedure for rectal prolapse. Arch Surg. 2003; 138(5): 498–502.

24. Schultz I, Mellgren A, Dolk A, Johansson C, Holmström B. Long-term results and functional outcome after Ripstein rectopexy. Dis Colon Rectum. 2000; 43(1): 35–43.

25. Altman D, Zetterstrom J, Schultz I, Nordenstam J, Hjern F, Lopez A, Mellgren A. Pelvic organ prolapse and urinary incontinence in women with surgically managed rectal prolapse: a population-based case-control study. Dis Colon Rectum. 2006; 49(1): 28–35.

26. Senapati A, Gray RG, Middleton LJ, Harding J, Hills RK, Armitage NC, Buckley L, Northover JM, PROSPER Collaborative Group. PROSPER: a randomised comparison of surgical treatments for rectal prolapse. Color Dis. 2013; 15(7): 858–868.

27. Habr-Gama A, Jacob CE, Jorge JM, Seid VE, Marques CF, Mantese JC, Kiss DR, Gama-Rodrigues J. Rectal procidentia treatment by perineal rectosigmoidectomy combined with levator ani repair. Hepato-Gastroenterology. 2006; 53(68): 213–217.

28. Chun SW, Pikarsky AJ, You SY, Gervaz P, Efron J, Weiss E, Nogueras JJ, Wexner SD. Perineal rectosigmoidectomy for rectal prolapse: role of levatorplasty. Tech Coloproctol. 2004; 8(1): 3–8.

29. Altomare DF, Binda G, Ganio E, De Nardi P, Giamundo P, Pescatori M. Rectal Prolapse Study Group. Long-term outcome of Altemeier's procedure for rectal prolapse. Dis Colon Rectum. 2009; 52(4): 698–703.

30. Riansuwan W, Hull TL, Bast J, Hammel JP, Church JM. Comparison of perineal operations with abdominal operations for full-thickness rectal prolapse. World J Surg. 2010; 34(5): 1116–1122.

31. Khaikin M, Wexner SD. Treatment strategies in obstructed defecation and fecal incontinence. World J Gastroenterol. 2006; 12(20): 3168–3173. Pubmed Central PMCID: 4087958.

32. Bachoo P, Brazzelli M, Grant A. Surgery for complete rectal prolapse in adults. Cochrane Database Syst Rev. 2000; (2): CD001758.

33. Tou S, Brown SR, Nelson RL. Surgery for complete (full-thickness) rectal prolapse in adults. Cochrane Database Syst Rev. 2015; (11): CD001758.

34. González-Argenté FX, Jain A, Nogueras JJ, Davila GW, Weiss EG, Wexner SD. Prevalence and severity of urinary incontinence and pelvic genital prolapse in females with anal incontinence or rectal prolapse. Dis Colon Rectum. 2001; 44(7): 920–926.

35. Bordeianou L, Hicks CW, Olariu A, Savitt L, Pulliam SJ, Weinstein M, Rockwood T, Sylla P, Kuo J, Wakamatsu M. Effect of coexisting pelvic floor disorders on fecal incontinence quality of life scores: a prospective, survey-based study. Dis Colon Rectum. 2015; 58(11): 1091–1097.

36. Pescatori M, Spyrou M, Pulvirenti d'Urso A. A prospective evaluation of occult disorders in obstructed defecation using the 'iceberg diagram'. Color Dis. 2006; 8(9): 785–789.

12 出口梗阻型便秘

李宽哲

12.1 概述

很多患者知道与便秘相对应的是大便失禁，但有时它也可对应"腹泻"，因一些真正大便失禁患者会用"腹泻"一词礼貌地形容自己丧失了控便能力。其实便秘和大便失禁是可以同时发生的，了解肛门生理学实验室检查的作用，有助于了解患者正常排便的情况。粪便刺激可扩张左半结肠出现大量蠕动波，推动其通过乙状结肠到达直肠。一旦粪便进入直肠，出现外括约肌收缩、内括约肌松弛的肛门-直肠抑制反射，同时控便机制开启。随着直肠顺应性启动，初始便意产生并传递到直肠内，导致肛管静息压下降，外括约肌主动收缩减弱，最终粪便排出[1,2]。

当在合适的时间和地点产生便意，或直肠顺应性达到极限，无法抑制排便时，即可正常排便。在排便过程中，随着肛直角的松弛，通过 Valsalva 运动主动增加腹压，使直肠压力升高，进而使肛门内、外括约肌收缩放松。此时，盆底一定程度下降。当另一个蠕动波产生时，左半结肠的内容物就会被完全清空[3,4]。如果蠕动波未发生，会在接下来的 24 h 内排便。排便后，肛管压力和腹压及肛直角都恢复正常。在此过程中，如果一个环节出现紊乱或阻断，就会导致出口梗阻型便秘。出口梗阻型便秘发病因素主要有耻骨直肠肌痉挛综合征、肛门痉挛、直肠顺应性过大、直肠外部压力引起便秘、排便不尽、直肠内套叠、重度盆底下降等[5,6]。临床上很难区分盆底下降或直肠前突是排便梗阻的原因还是结果，抑或它们本身就是导致出口梗阻型便秘的主要原因。然而，把盆底下降或直肠前突看作是便秘的继发性改变并无不妥。在本章中，我们将只讨论耻骨直肠肌痉挛综合征和直肠前突引起的出口梗阻型便秘。

12.2　检查

对于便秘或大便失禁的患者，在初次检查时是否应进行基础的肛肠生理学实验室的检查，医生们会有不同的选择。然而，对于50岁以上、因盆底功能障碍就诊而未做过结肠镜检查的患者，明确诊断是当务之急。患者在面诊时，会因难堪或尴尬而隐晦描述症状，比如把大便失禁时的内裤弄湿描述为腹泻。明确症状后，应尽可能把一些重要的症状进行定量和定性分析，比如失禁的症状具体是气体、液体还是固体粪便；便秘时是软便还是硬便；排便困难的程度，有无便意，排便次数等。根据详细采集的病史决定是否需要额外的肛门功能检查，比如多次分娩的失禁患者，即使前侧括约肌明显缺损，但也不能作为额外检查的指征；如果粪便嵌塞，可能会出现稀便，可通过肠道功能康复训练改善而不需要进行额外的检查；在出现急性直肠炎、梗阻性病变、直肠脱垂的情况下，则需要及时治疗；如果基本的体检不能给出明确的答案，就需要进行肛门生理学实验室检查以进一步明确诊断。

12.3　耻骨直肠肌痉挛综合征

由于功能性问题而非解剖结构异常引起的排便障碍称为排便功能失调，也称排便障碍综合征。包括耻骨直肠肌痉挛综合征、直肠低敏感、会阴下降综合征[7,8]。我们将主要讨论由耻骨直肠肌反常收缩引起的耻骨直肠肌痉挛综合征。

12.3.1　病理生理学

耻骨直肠肌痉挛综合征是指当排便时腹部压力增加，包括耻骨直肠肌在内的肛门括约肌应该放松，但矛盾的是，括约肌出现收缩或无法放松。这些现象与功能性排便梗阻导致的肛管过度紧张有关，患者因粪便残留而感觉到排便不尽或需要用手指挖出残留粪便。患者常自觉腹胀或不适，某些情况下伴有慢传输型便秘。该病的病因尚不明确,多见于女性患者。

12.3.2 检查方法

详细的病史采集和体格检查对诊断很重要。在肛门生理功能检查中,肌电图和排粪造影检查是有参考价值的,在本书第2章中有详细描述。

12.3.3 治疗方法

梗阻型便秘与慢传输型便秘治疗方案相同,初期可采用饮食疗法和药物治疗。耻骨直肠肌痉挛综合征引起的梗阻型便秘,不推荐外科手术治疗,比如耻骨直肠肌切断术等。治疗便秘最重要的方法不是药物或手术治疗,而是补充足够的纤维和水的饮食疗法。然后配合适当的运动,情感和心理支持,以及正确的排便习惯。在计划采用药物及手术治疗之前,需要明确患者对治疗效果的期望和目前症状的不适程度。对于部分患者,帮助他们正确认识自己的排便问题,告诉他们这并非严重疾病,有助于他们更好的症状管理和积极生活[9]。

12.3.3.1 容积性泻剂

在初期治疗中,首先控制饮食和增加饮水,然后补充容积性泻剂。为了缓解便秘症状,建议每天摄入25～30 mg的膳食纤维,大多数情况下,单纯依赖食物摄取是不够的,需要另外添加容积性泻剂[10]。水溶性纤维是有效的,但容易加重肠易激综合征患者腹胀的症状,在某些情况下,应该停止摄入纤维素。然而容积性泻剂几乎没有不良反应,安全有效,一般建议睡前或饭前服用,但最好是在起床后的早餐前服用,因为睡前服用会让人有饱胀感。

12.3.3.2 渗透性泻剂

患者往往在就诊前已服用过通便药物。渗透性泻剂主要分为盐类和高渗类。其作用机制是既不被结肠吸收,又能渗透活性分子一起增加结肠腔内液体[11]。氢氧化镁中由于存在多库酯钠,过量服用可导致高镁血症,因此,肾衰竭患者及儿童应谨慎使用。高渗类药物有乳果糖、山梨醇和甘油,可用于不适合容积性泻剂或用传统药物治疗无效的患者。小肠中有不可吸收的糖,经大肠细菌发酵转化为脂肪酸,增加渗透作用,刺激排便。渗透性药物对血糖没有影响,因此可以用于糖尿病便秘患者。对儿童、孕妇、老年人也有很好的疗效,但孕妇要谨慎使用。渗透性泻剂还可以减少肠道中有毒物质的形成,清除血液中的氨,常用于肝昏迷。在使用这些药物都没有效果的情况下,可临时使用刺激性泻剂几周到几个月。对于长期便秘或严重腹胀者,使用刺激性泻剂可以短期缓解症状。主要作用机制是抑制结肠内液体和电解质的吸收,从而促进肠蠕动,但与高渗类泻剂一样应避免长期使用,以免造成体液和电解质失衡、脂肪泻、蛋白质流失、胃肠炎等。刺激性泻剂包括含有蒽醌类成分的芦荟或番泻叶;多酚类,如比沙可啶;以及表面活性剂泻药,如多库酯钠。其中,蒽醌类可以引起大肠上皮细胞凋亡,形成凋亡小体。它们吞噬巨噬细胞形成褐色的色素沉淀,在内镜下表现为黑褐色,被称为结肠黑变病,其发生与结肠的结构或功能紊乱无关[12]。在梗阻型便秘发生时,采用甘油剂刺激直肠可能有效,必要时可施行灌肠治疗。

12.3.3.3 习惯矫正及生物反馈治疗

大多数便秘患者都缺少正常规律的排便习惯。为了正常排便,建议患者每天早晨在同一时间上厕所(早晨或餐后存在胃肠反射)。减肥和运动可以促进肠道蠕动,应该结合起来。排便欲望和肠蠕动是一个非常复杂且相互协作的过程,一部分是在自主控制下,其余部分是由自主反馈回路控制的。生物反馈疗法是一种使用多种不同形式重复这个复杂排便过程进行再训练的方法。可以使用视觉或听觉反馈来完成,特别是对耻骨直肠肌痉挛综合征和盆底不协调有很好的治疗效果[13]。治疗机制是感知和放大患者的生物效应,将其转换为视觉或听觉信号显示给患者,并训练控制靶向反应。对于这类患者,可以使用压力测量或肌电图和家庭训练的不同生物反馈方式。肌电法与测压法相比更为便宜,在价格上具有优势,另外使用方法也更为简单,可以在没有设备的前提下单独完成,只需几次训练。对于家庭训练模块,通常使用肌电图,将其连接到电脑或电视上,通过观察信号进行训练。在初始的生物反馈治疗中,重要的是建立患者与治疗师良好的关系,应该建议患者采用适当的排便姿势,并指导其如何协调控制肛门和盆底肌肉。这种方法不仅对出口梗阻型便秘有效,对慢传输型便秘也有效,能够改善肠道功能,减少通便药物用量,生活质量评价指标得到改善[14-16]。

12.3.3.4 肉毒杆菌素注射

来自Halle等人的文献报道显示,在7例耻骨直肠肌双侧注射肉毒杆菌素的患者中，有6例的症状得到改善[17-19]。但是肉毒杆菌素的使用剂量存在争议：目前常用的是A型肉毒杆菌素，但一般在耻骨直肠肌双侧注射10～30单位，笔者注射25单位。此外，对于耻骨直肠肌痉挛综合征的患者，如果使用通便药物和饮食控制无效，可进行肉毒杆菌素注射，而不是生物反馈治疗。注射肉毒杆菌素可能会出现暂时性的排气失禁或大便失禁的不良反应，但大多数情况下，这种症状会随着时间的推移而消失。

12.4 直肠前突

直肠前突的定义为直肠前壁和阴道后壁的突出或向阴道膨出。广义的病理生理学定义还包括直肠阴道隔缺损[20,21]。

12.4.1 病理生理学

直肠前突的发生机制尚不清楚，主要原因可能是直肠与阴道之间的支撑筋膜缺陷或破坏。然而，直肠阴道筋膜并非独立结构，而是包绕并维持盆腔脏器移动和支持功能的整体盆腔内筋膜的一处融合所在。有症状的直肠前突很少单独出现，多伴有不同程度的膀胱膨出、肠疝、会阴下降和直肠内套叠等一众盆底脏器支持组织系统缺陷。因此，盆腔脏器脱垂的病因亦是直肠前突的主要危险因素。直肠前突的发生与生育史无关，但经产妇被认为是最容易患病的群体。此外，年龄与直肠前突的发生有关，但年龄并不是其单一的危险因素，而是与因年龄增长引起的结缔组织老化、绝经后雌激素水平降低及器质性疾病发生等多因素复杂相互作用的结果[22]。

12.4.2 评估

患者的症状中妇科和肠道相关的各种症状混杂在一起。症状有便秘、梗阻型排便障碍、里急后重、大便失禁、渗液、污染内裤、瘙痒、性交困难、盆腔坠胀、触诊可及的突出块物。另外，用手压阴道后壁或会阴部可以促进排便。然而，直肠前突只是盆底功能障碍的一部分，这些症状中只有少数与直肠前突直接相关。检查时可以让患者处于左侧卧位并收缩肛门，以确认阴道后壁突出或会阴部下

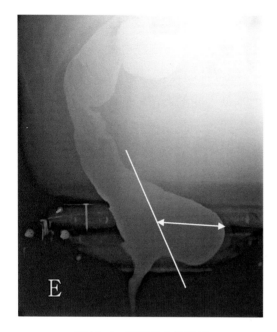

图12-1　直肠前突的测量
从直肠前壁平行线到膨出顶端的距离

降。此外,通过排粪造影,可以测量直肠前突的大小。以直肠前壁平行线为基线,基线以上的突出部分为直肠前突的大小(图12-1)[23]。MRI排粪造影或动态会阴超声也可用于诊断和评估直肠前突[24]。

12.4.3　治疗

12.4.3.1　药物治疗

虽然直肠前突患者的出口梗阻型便秘症状可通过药物结合生活方式改变得到改善,但效果不佳的情况下,应考虑手术治疗。药物治疗,如常规便秘治疗,让患者补充纤维素,大量饮水,必要时可添加泻剂。生物反馈疗法的疗效存在争议,但如果伴随有肛提肌综合征,可以在手术前尝试采用生物反馈治疗。此外,很多出口梗阻型便秘患者伴有精神问题,必要时应在术前进行精神心理治疗。

12.4.3.2　手术治疗

手术治疗前应充分检查是否有其他出口梗阻原因,只有在非手术治疗效果不佳时才考虑手术治疗。同时,应充分告知术后可能仍需药物治疗,甚至术后便秘症状依旧[25]。手术方法多样,由于随访检查困难、患者症状及评估困难,因此手术结果不易比较。

即使在常规手术后,直肠前突的大小变化与症状的改善也无显著相关。手术方法为阴道后壁加固或直肠前壁加固;另一种方法是在直肠前壁和阴道后壁间植入或强化组织结构。近年来,有报道采用腹腔镜经腹部手术,以及采用吻合器切除冗余的直肠前壁并加固的手术方法[26]。

经阴道修补术(阴道后壁缝合术)

部分结直肠外科医生和多数妇科医生喜欢这种手术方法。患者硬膜外麻醉下取截石位,在阴道入口黏膜与会阴的交点作横向切口,再向阴道穹隆作垂直切口；仔细地将阴道后壁与底部纤维肌层游离开；阴道后壁向上切开至直肠前突高度，并向两侧游离至耻骨直肠肌的边缘；使用3-0可吸收线将纤维肌层和肛提肌在中线折叠并间断缝合；切除多余的阴道黏膜。术中除了将肛提肌和纤维肌层的折叠外，其他操作与传统的阴道后壁修补术相同（图12-2）。

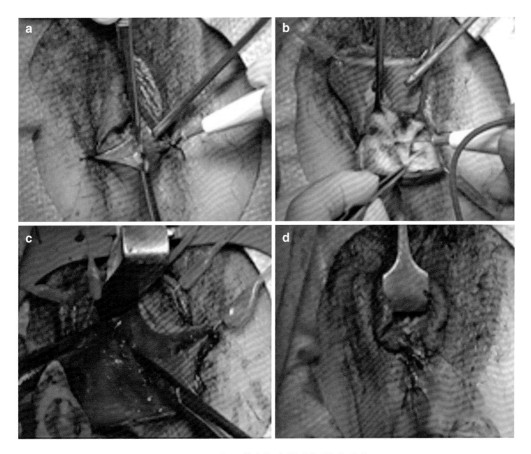

图12-2 直肠前突经会阴或经阴道手术

（a）截石位，会阴部作一个横行切口。（b）阴道后壁与底部纤维肌层游离分开。
（c）缝合纤维肌层和肛提肌组织。（d）垂直间断缝合会阴部创面。

　　手术的成功在很大程度上取决于外科医生的经验，首先确定直肠前突准确的薄弱范围，在手术过程中，用示指插入肛门测量。直肠阴道隔主要由薄的盆底筋膜组成，因与会阴相连的正常筋膜断裂损伤而变薄弱。在手术过程中加固直肠阴道隔是非常重要的。植入补片或生物补片，理论上被认为是能够加固直肠阴道隔的，但是相关的研究认为两者没有显著差异[27,28]。

经肛门修补术

长期直肠前突会导致直肠前壁变薄,黏膜拉伸。经肛门手术可加固变薄的直肠前壁并切除冗余的黏膜[29]。手术采用俯卧折刀位,用双叶镜暴露肛门,肾上腺素生理盐水混合液黏膜下层注射可减少术中出血且便于游离组织。从齿状线处作倒T形切口沿黏膜下层完全游离,并切除冗余的黏膜。直肠肌层采用可吸收线横向或纵向折叠缝合。注意不要将阴道壁缝合在一起,避免术后RVF的发生(图12-3)。经肛门入路修补手术复发率高于经阴道入路,但手术相对简单,术后几乎没有性交困难等并发症的发生,该术式推荐应用于年轻女性患者[30-32]。

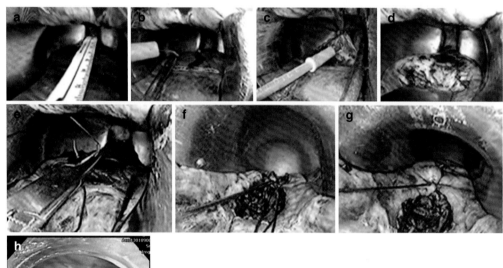

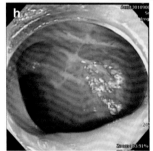

图12-3 经肛门入路治疗直肠前突

(a)取折刀位,使用Lone-Star拉钩。(b)于齿状线处作横切口。(c)再作倒T形垂直切口。(d)沿黏膜下层进行充分游离。(e)缝合直肠肌层。(f)采用可吸收线横向或纵向折叠缝合。(g)缝合直肠黏膜层。(h)愈合后内镜观察下的缝合切口。

也有采用吻合器的直肠前突手术,出血少,手术时间短,早期使用中有一些严重并发症的报告,长期随访的复发率较高[33-36]。

吻合器经肛门直肠切除术

吻合器经肛门直肠切除术(stapled transanorectal resection of the rectum, STARR)被认为是一项安全有效的治疗直肠前突和直肠内脱垂的手术方式,通过直肠固定术纠正内脱垂,能够缓解部分患者排便障碍的问题(图12-4)。[①]

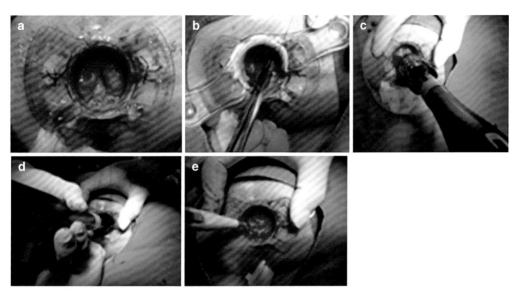

图12-4　直肠前突的STARR手术

(a)使用圆形肛管扩张器。(b)直肠黏膜荷包缝合。(c)插入圆形吻合器。
(d)闭合并激发吻合器。(e)检查吻合口出血情况及是否完整。

12.5　小结

　　由于直肠前突手术缺乏前瞻性临床研究,手术患者的选择存在差异,对术后结果的评价也存在差异,因此选择合适的手术方法并不容易。经肛门或经阴道修补的比较研究结果显示,术后复发率和功能预后无差异。直肠前突是一种伴有解剖结构问题的功能性疾病,通过详细的病史采集、体格检查和肛门生理功能检测,并结合盆底疾病的相关检查明确诊断。当患者调整生活方式,药物治疗6个月以上仍无效时,才考虑进行精神治疗和手术治疗。手术相对简单、有效、安全,短期随访效果良好,但长期随访的临床结果存在争议,故术前应与患者充分讨论告知。

(译者:姚一博、肖长芳,审校:王琛)

———————————

① 此段文字由译者补充。

参考文献

1. Gordon PH. Anorectal anatomy and physiology. Gastroenterol Clin N Am. 2001; 30: 1–13.

2. Palit S, Lunniss PJ, Scott SM. The physiology of human defecation. Dig Dis Sci. 2012; 57(6): 1445–1464.

3. Bajwa A, Thiruppathy K, Trivedi P, Boulos P, Emmanuel A. Effect of rectal distension on voluntary external anal sphincter function in healthy subjects. Color Dis. 2011; 13(10): 1173–1179.

4. Brookes SJ, Dinning PG, Gladman MA. Neuroanatomy and physiology of colorectal function and defaecation: from basic science to human clinical studies. Neurogastroenterol Motil. 2009; 21 Suppl 2: 9–19.

5. Bharucha AE, Rao SS. An update on anorectal disorders for gastroenterologists. Gastroenterology. 2014; 146(1): 37–45.

6. Rao SS, Welcher KD, Leistikow JS. Obstructive defecation: a failure of rectoanal coordination. Am J Gastroenterol. 1998; 93(7): 1042–1050.

7. Andromanakos N, Skandalakis P, Troupis T, Filippou D. Constipation of anorectal outlet obstruction: pathophysiology, evaluation and management. J Gastroenterol Hepatol. 2006; 21(4): 638–646.

8. Higgins PD, Johanson JF. Epidemiology of constipation in North America: a systematic review. Am J Gastroenterol. 2004; 99(4): 750–759.

9. Podzemny V, Pescatori LC, Pescatori M. Management of obstructed defecation. World J Gastroenterol. 2015; 21(4): 1053–1060.

10. Pucciani F, Raggioli M, Ringressi MN. Usefulness of psyllium in rehabilitation of obstructed defecation. Tech Coloproctol. 2011; 15(4): 377–383.

11. Bharucha AE. Difficult defecation: difficult problem assessment and management; what really helps? Gastroenterol Clin N Am. 2011; 40(4): 837–844.

12. Chatoor D, Emmnauel A. Constipation abd evacuation disorders. Best Pract Res Clin Gastroenterol. 2009; 23: 517–530.

13. Rao SS, Welcher KD, Pelsang RE. Effects of biofeedback therapy on anorectal function in obstructive defecation. Dig Dis Sci. 1997; 42(11): 2197–2205.

14. Heyman S, Scarlett Y, Jones K, Ringel Y, Drossman D, et al. Randomized, controlled trial shows biofeedback to be superior to alternative treatments for patients with pelvic floor dyssnyneria-type constipation. Dis Colon Rectum. 2007; 50: 428–441.

15. Chiotakakou-Faliakou E, Kamm MA, Roy AJ, Storrie JP, Turner IC. Biofeedback provides long-term benefit for patients with intractable, slow and normal transit constipation. Gut. 1998; 42: 517–521.

16. Brown SR, Donti D, Seow-Choen F, Ho YH. Biofeedback avoids surgery in patients with slowtransit constipation: report of four cases. Dis Colon Rectum. 2001; 44: 737–739.

17. Hallan RI, Williams NS, Melling J, Waldron DJ, Womack NR, Morrison JFB. Treatment of anismus in intractable constipation with botulinum. Lancet. 1988; 2: 714–717.

18. Joo JS, Agachan F, Wolff B, Nogueras JJ, Wexner SD. Initial north American experience with botulinum toxin type a for treatment of anismus. Dis Colon Rectum. 1996; 39: 1107–1111.

19. Ron Y, Avni Y, Lukovetski A, et al. Botulinum toxin type a in therapy of patients with anismus. Dis Colon Rectum. 2001; 44:

1821–1826.

20. Guzman Rojas R, Quintero C, Shek KL, Dietz HP. Does childbirth play a role in the etiology of rectocele? Int Urogynecol J. May 2015; 26(5): 737–741.

21. Mellgren A, Bremmer S, Johansson C, et al. Defecography. Results of investigations in 2,816 patients. Dis Colon Rectum. Nov. 1994; 37(11): 1133–1141.

22. Mustain WC. Functional disorders: rectocele. Clin Colon Rectal Surg. 2017; 30(1): 63–75.

23. Hicks CW1, Weinstein M, Wakamatsu M, Pulliam S, Savitt L, Bordeianou L. Are rectoceles the cause or the result of obstructed defaecation syndrome? A prospective anorectal physiology study. Color Dis 2013; 15(8): 993–999.

24. Puigdollers A, Fernández-Fraga X, Azpiroz F. Persistent symptoms of functional outlet obstruction after rectocele repair. Color Dis. 2007; 9(3): 262–265.

25. Piloni V, Tosi P, Vernelli M. MR-defecography in obstructed defecation syndrome (ODS): technique, diagnostic criteria and grading. Tech Coloproctol. 2013; 17(5): 501–510.

26. Paraiso MF, Barber MD, Muir TW, Walters MD. Rectocele repair: a randomized trial of three surgical techniques including graft augmentation. Am J Obstet Gynecol. 2006; 195(6): 1762–1771.

27. Abramov Y, Gandhi S, Goldberg RP, Botros SM, Kwon C, Sand PK. Site-specific rectocele repair compared with standard posterior colporrhaphy. Obstet Gynecol. 2005; 105(2): 314–318.

28. Porter WE, Steele A, Walsh P, Kohli N, Karram MM. The anatomic and functional outcomes of defect-specific rectocele repairs. Am J Obstet Gynecol. 1999; 181(6): 1353–1358.

29. Fabiani P, Benizri E, Gugenheim J, Mouiel J. Surgical treatment of anterior rectoceles in women. The transanal approach. Ann Chir. 2000; 125(8): 779–781.

30. Marks MM. The rectal side of the rectocele. Dis Colon Rectum. 1967; 10: 387–388.

31. Nieminen K, Hiltunen KM, Laitinen J, Oksala J, Heinonen PK. Transanal or vaginal approach to rectocele repair: a prospective, randomized pilot study. Dis Colon Rectum. 2004; 47(10): 1636–1642.

32. Roman H, Michot F. Long-term outcomes of transanal rectocele repair. Dis Colon Rectum. 2005; 48(3): 510–517.

33. Harris MA, Ferrara A, Gallagher J, DeJesus S, Williamson P, Larach S. Stapled transanal rectal resection vs. transvaginal rectocele repair for treatment of obstructive defecation syndrome. Dis Colon Rectum. 2009; 52(4): 592–597.

34. Pescatori M, Dodi G, Salafia C, Zbar AP. Rectovaginal fistula after double-stapled transanal rectotomy (STARR) for obstructed defaecation. Int J Color Dis. 2005; 20: 83–85.

35. Asteria CR, Bellarosa S, Chiarioni G, Mazzola F, Bruni O, Villanacci V, Bassotti G. Long-term follow-up of after STARR for obstructed defecation. Tech Coloproctol. 2014; 18: 213–214.

36. Mahmoud SA, Omar W, Farid M. Transanal repair for treatment of rectocele in obstructed defaecation: manual or stapled. Color Dis. 2012; 14(1): 104–110.

13 | 大便失禁

吴政律

13.1 概述

  大便失禁一般指反复出现粪便自肛门漏出无法控制,症状持续至少1个月以上,起病年龄大于5岁。老年群体的发病率增加,导致生活质量下降。肛门自制功能是由盆底肌、肛门括约肌、直肠顺应性、粪便性状和认知功能的复杂相互作用控制。大便失禁的病因多样,大致可分为原发性失禁(先天性畸形)或继发性失禁(后天获得)。原发性失禁多见于婴儿或儿童,病因包括脑膜炎、先天性巨结肠、肛门直肠闭锁和肛门直肠畸形手术,还有各类神经源性疾病,诸如脑瘫和上、下行神经系统传导疾病以及支配肛门括约肌的阴部内神经异常。继发性失禁的主要原因是产伤和肛门手术(痔疮、瘘管和肛裂手术)。经肛门腔内超声检查发现,经阴道分娩的女性中有35%的存在肛门括约肌损伤。此外,由怀孕和分娩导致的阴部神经潜在损伤也可能是大便失禁的病因。总之,大便失禁的病因多样且常涉及各种复杂因素,因此,应详细记录患者的病史[1,2]。

13.2 诊断评估

13.2.1 病史采集

  对于大便失禁的患者,务必详细询问既往病史。患者在谈及自己的症状时常会感到尴尬不适,询问病史时需特别关注细节。粪便或气体漏出不受控制时,提示感觉下降、肛门直肠反射功能障碍或肛门括约肌功能异常;试图控便但粪便或气体仍漏出时,提示肛门括约肌功能障碍或直肠顺应性下降;排便后仍有粪便漏出时,提示排便不尽或直肠感觉异常。让患者每天记录症状日志,可以为检查和治疗提供方向及线索,也有助于判定疗效。每日排便的时间和次数、失禁的时间和次数、粪便性状、大便急迫的时间和次数、护垫和药物的使用情况等信息,可有助于明确大便失禁的病因和潜在的疾病[3]。

13.2.2　体格检查

DRE,包括会阴部的指检,是最基本的体格检查。通过观察肛门周围有无粪便、突出的痔疮、皮炎或瘢痕,肛口是否张开,可判断有无括约肌功能障碍或慢性皮肤刺激。用棉签轻触肛周皮肤,正常情况下会出现外括约肌收缩,若该反射消失,提示传入或传出神经受损。DRE可判断肛管静息压、收缩压的程度,排便时括约肌的压力变化以及会阴下降的程度[4]。

13.2.3　内窥镜和影像学检查

内窥镜检查适用于直肠黏膜或肿瘤性病变,经肛门腔内超声检查可识别肛门括约肌和耻骨直肠肌的结构及状况,特别有助于判断肛门括约肌缺损和内、外括约肌的厚度[5]。MRI检查是观察外括约肌、直肠及其周围结构的公认的好方法[6]。排粪造影有助于诊断肛直角角度变化、会阴下降和直肠脱垂,但对于大便失禁的诊断意义有限[7]。

13.2.4　肛门直肠生理学测试

肛门直肠测压和直肠感觉检测是确定直肠内、外括约肌功能和感觉异常的有力工具。肛门直肠测压可检测肛门括约肌的静息压和收缩压、直肠收缩压、直肠感觉、肛门直肠的反射性和直肠顺应性[8]。大便失禁患者常表现为括约肌压力降低或直肠感觉下降。球囊逼出试验简单易行,可用于排便后漏便、粪便嵌塞或出口梗阻型便秘患者。

13.2.5　严重程度及生活质量影响的评估

大便失禁的严重程度评分是用来评价治疗前后疗效、对比医院间数据的客观量化工具。目前使用最广泛的是克里夫兰大便失禁评分（CCF-FI）、大便失禁严重程度指数（FISI）和大便失禁生活质量量表（FIQL）。

13.3 治疗

13.3.1 非手术治疗

13.3.1.1 支持治疗

患者应避免可能引起症状的食物或活动，尽量保持规律的排便习惯，注意肛周皮肤卫生，减少咖啡因和纤维的摄入，限制餐后活动，以减少不规律的排便。

13.3.1.2 药物治疗

用药的目的是减少排便次数或改善粪便的质地。通过使用洛哌丁胺或地芬诺酯等止泻剂，可以减少排便次数[9,10]。洛哌丁胺可以从最初2～4 mg/天逐步增加到16 mg/天，它可以改善直肠弹性并缓解急迫感，还可加强内括约肌张力。但可能会产生腹胀或腹痛、便秘、恶心、呕吐和粪便嵌塞等不良反应[10]。对于原因不明的大便失禁，有报道抗抑郁药阿米替林治疗有效。每晚睡前服用20 mg，持续4周。作用机制可能是阿米替林的抗胆碱作用使直肠蠕动减慢[11]。

13.3.1.3 生物反馈疗法

生物反馈疗法是一种通过认知训练来增强盆底和腹壁肌肉的无创治疗手段。通过反复训练，可以增强肛门括约肌力量并提升其自主收缩功能，也可以增加肛门直肠敏感性[12-14]。直肠内置入球囊并扩张，让患者2 s内肛门括约肌最大程度收缩来锻炼肛门括约肌功能。然而，生物反馈疗法对伴有以下异常者疗效不佳，如严重的大便失禁、阴部神经功能障碍和神经系统异常[15,16]。尽管对生物反馈疗法的研究结果因缺乏操作标准而不尽相同，但许多研究仍证明了其在大便失禁治疗中的疗效，因此，对于支持治疗无效的患者，推荐采用[4]。

13.3.1.4 填充剂注射

由于肛管静息压的15%～20%是由痔静脉丛产生的，因而在少数情况下，如痔术后、肛裂内括约肌松解术后或单纯瘘管切开术后，可能会造成大便失禁的情况。

治疗可以在手术室进行，无须麻醉。手术前进行灌肠和预防性使用抗生素。针头应从肛门括约肌间隙内入路，到达齿状线上方的黏膜下层（图13-1）。填充

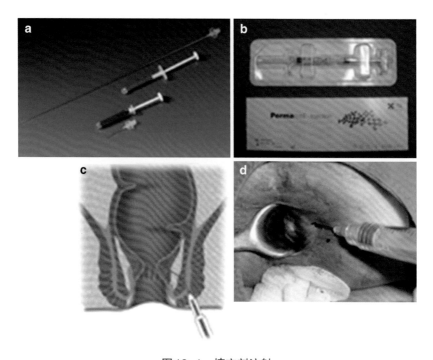

图13-1 填充剂注射

（a）注射器。（b）填充剂。（c,d）在肛门内括约肌周围黏膜下注射填充剂。

剂注射剂量为2~3 mL，因注射后的鼓包直视可见，所以注射无须在经肛门直肠超声下进行。不可直接经黏膜注射，以免发生填充剂泄漏。某些情况下，可注射在括约肌间隙内，但深度应到达齿状线上方的黏膜下层。

13.3.1.5 射频能量治疗

通过特制的带能量输送系统的肛门镜，将射频能量传递到内括约肌以增加固有肌层的厚度和改变胶原细胞的结构来治疗大便失禁[17-19]。该肛门镜系统的一侧带有若干间隔5 mm的镍钛弯针电极，发射射频能量后，将齿状线附近的内括约肌温度提高到85℃。此过程中需要注入冷水冷却射频设备头端，以免黏膜层温度过高。治疗可以在手术室中，在静脉麻醉下以俯卧折刀位进行。分别从4个方向在齿状线上下（4~5刻度）完成，女性患者注意不要在肛门前侧进针过深。

13.3.2 手术治疗

当支持治疗、药物治疗、生物反馈治疗等安全简单的方法均无效后，可考虑手术治疗。常用的手术方法包括括约肌成形术和骶神经调节术。通过手术达到修复或增强肛门括约肌和盆底肌的目的。如果不适合手术或者手术失败,可以进一步选择肠造口术,尤其适用于少数由脊髓损伤和瘫痪激发的大便失禁[20]。在本章中,我们将主要关注产伤后失禁的括约肌修复手术。

13.3.2.1 括约肌成形术

括约肌成形术起源于Park's描述的重叠括约肌成形术(图13-2)[21]。主要针对外括约肌明显损伤的患者,多由肛瘘手术或产伤导致。如果括约肌广泛损伤或损伤时间过久,手术成功率比较低,反之,早期手术预后较好[22-24]。总体上,括约肌成形术对于无创面感染的非神经源性大便失禁疗效良好。因此,被视作修复外括约肌部分或完全损伤的首选手术方法。对于因产伤导致的括约肌完全撕裂,由于括约肌的完全分离造成了泄殖腔畸形,则可能需要会阴修复术。对于产伤后一期修复手术失败者,二期手术必须等待至少6个月,待周围组织水肿消退,断端瘢痕形成。手术取截石位在蛛网膜下腔阻滞麻醉下进行。

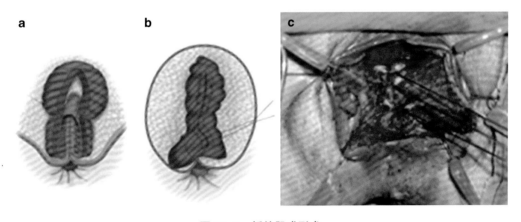

图13-2 括约肌成形术

(a) 游离括约肌表面的肛管和阴道侧黏膜。(b) 采取叠瓦式缝合括约肌。(c) 会阴修复折叠缝合。

手术步骤1:使用Lone-Star拉钩,将其放置在肛门、会阴和阴道口,以确保手术视野。沿切口部位注射生理盐水稀释后的肾上腺素以防止出血。沿肛门和阴道之间的会阴区作弧形切口,切口不可延伸超过肛门外上象限的中点,以免损伤阴部神经分支。精确游离阴道后壁和肛管黏膜,分离出括约肌断端,沿断端向两侧充分游离皮下脂肪组织,不用区分内、外括约肌。切除瘢痕组织,继续向两侧游离括约肌,直到其长度足够完成>1.5 cm宽的重叠缝合。必要时,游离直肠阴道隔至球海绵体肌。

手术步骤2：彻底清洁伤口并稍微松开牵开器。使用3-0可吸收线在肛门边缘间断缝合肛管黏膜。将充分游离后的肌肉断端拉到中线，采用3-0不可吸收线褥式重叠缝合，注意缝合张力，张力过高容易引起组织缺血。如果重叠缝合困难，可以进行括约肌的端端吻合，但缝合后不应有张力。存在泄殖腔畸形时，可间断缝合球海绵体肌并稍加牵拉来恢复盆底肌。

手术步骤3：缝合肌层后，皮肤应纵向缝合，对肛管和会阴有拉长作用，增加肛门功能，形成新的会阴体。括约肌和软组织都要充分缝合，以防止分泌物积聚和出血，如果缝合时残留腔隙很大，需要留置引流管。最后，清洁伤口，并留置导尿管（图13-3）。

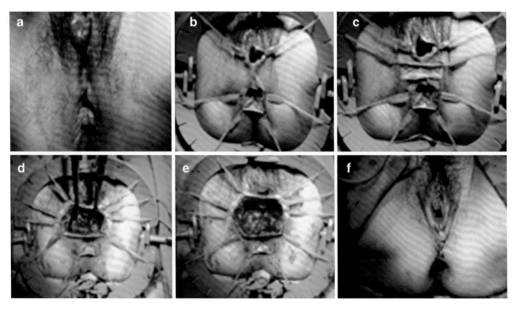

图13-3 三联成形术

治疗泄殖腔畸形，包括括约肌成形术、盆底筋膜成形术和会阴成形术。
（a）术前，泄殖腔畸形。（b）Lone-Star拉钩用于肛门、会阴和阴道口。（c）沿着肛门和阴道之间的会阴区作弧形切口。（d）从阴道后壁和肛管黏膜进行分离，沿正常组织横向游离。（e）重叠缝合，将充分游离的组织断端拉到中心。（f）手术重建会阴体。

括约肌成形术前，根据结肠镜检查进行肠道准备，术前预防性滴注二代头孢菌素和甲硝唑。术后静脉滴注抗生素2～3天，然后口服抗生素3～5天。留置导尿管3～5天，给予止泻剂抑制排便，每天换药。之后，每天3～4次温水坐浴，并使用粪便软化剂和容积性泻剂,须告知患者避免排便时过度用力。理想状态下,患者在6～8周后能够控制排便。建议患者在手术后进行骨盆康复锻炼,以改善功能。

括约肌折叠术中游离出足够的括约肌是很重要的,但过度游离可能会引起局部缺血和阴部神经损伤。对于术后症状仍持续存在者,大多提示括约肌损伤仍未修复,这种情况可能与手术中括约肌重叠成形不够充分有关。即使手术操作无误,手术区域出现的瘢痕组织增生或老年人肌肉萎缩也可能导致疗效不佳。

括约肌折叠成形不充分是导致术后复发的原因,因其会在缝合区域产生过大的张力。如果明确存在括约肌折叠成形不充分,并需要在原部位进行再次修补,则可能增加括约肌支配神经损伤的风险或引起周围组织缺血或瘢痕。因此,再次修补最多2次,不超过3次。需用超声检查判断括约肌损伤的程度,要确认外括约肌的功能至少维持在初次手术的水平才可以手术[25-28]。

13.3.2.2 肛门后方修补术

后方修补适用于特发性或神经源性大便失禁和轻度外括约肌损伤的患者。手术方法类似于括约肌成形术中的重叠缝合,但不同之处在于手术范围更广、更彻底,涉及对盆底肌的修补。所以,可以把这一术式看作同时修补了肛提肌和括约肌的手术方法。手术原理是通过括约肌间隙显露并缝合耻骨尾骨肌、耻骨直肠肌和髂尾肌后侧,再缝合外括约肌的深部和皮下部。

采用折刀位,沿肛门后方至少4 cm作弧形切口,并游离皮下组织。游离足够厚度的皮瓣至可见外括约肌。向后侧分离括约肌间隙。下一步是游离括约肌间平面,向深部间隙分离的同时使用牵开器将直肠向前拉。随着直肠前拉,在侧方切开Waldeyer筋膜。如果Waldeyer筋膜分离不彻底,会导致直肠与骶骨分离不充分,从而影响肛提肌的暴露。如果耻骨直肠肌两侧肌肉之间的空间不足,很难进行适当的修复手术,需要两层或一层缝合进行修复。在逐层缝合的情况下,先缝合耻骨直肠肌,再缝合髂尾肌和耻骨尾骨肌作为第二层。第二层缝合是为了加固之前的缝合层。

Kipley等人报道,后方修补术除了大面积瘢伤和小部分皮肤坏死外,没有术后并发症的发生。在124名患者中,21%的发生广泛软组织挫伤,25%的发生皮肤坏死。局部瘀血是由于手术中使用的稀释肾上腺素短期止血作用消失后形成的血肿。因此,在止血不彻底的情况下,与其使用肾上腺素,不如留置引流管。伤口感染发生率仅为11%。其中直肠损伤12例,形成瘘管仅2例,均采用推移黏膜瓣成功治愈。

13.3.2.3　骶神经刺激术

基本上骶神经刺激术适用于外括约肌结构正常,多因内括约肌损伤、退行性改变以及其他原因导致的括约肌张力减弱的大便失禁。在S_3骶骨孔中插入电极可改善大便失禁,该电极通过低强度电刺激骶神经,以改善直肠感觉和肛门括约肌的功能[29-31]。前瞻性、多中心研究的三年随访显示,86%的患者大便失禁的症状较手术前改善50%以上,每周大便失禁发生率显著降低[32]。骶神经刺激术最初主要用于无解剖结构缺陷或肛门括约肌损伤较少的患者,但最近有报道对存在肛门括约肌缺损的患者同样有效[33]。这是一种相对较老的治疗方法,但最近手术方法与效果已经得到了发展,现在可以在门诊局部麻醉下插入神经刺激器,并且可以通过遥控器进行开关和控制[34]。在植入永久刺激装置之前,需要通过测试期确认有效性,与其他手术治疗相比,它具有相对安全、并发症少的优点。还有源于骶神经刺激术的体外磁刺激术。当用磁场刺激时,它会产生电场,可以引起神经膜的极化,为此,磁场被用作体外刺激骶神经的一种非侵入性手段。但是,由于该方法受到患者体型的影响,效果有限。最近,还出现了在会阴部施加磁场来直接刺激阴部神经的方法。刺激阴部神经和刺激骶神经,理论上虽然不同,然而,考虑到生物反馈疗法的原理,体外磁刺激术预期会有显著的效果,因为无论是否由磁场引起,刺激阴部神经都应该是有效的[35-37]。

有些患者虽然经过多次手术治疗,大便失禁症状仍没有改善,最终他们需要进行肠造口术。很多患者反而会为此感觉轻松,因为尽管不得不携带造口袋,但在某种程度上仍可控制排便。肠造口术虽是部分肛门功能严重损伤患者的首选手术方法,但大多数患者只会在所有其他治疗方式都失败后才接受肠造口术。

13.4　小结

大便失禁原因多样、程度不一。虽然治疗手段很多,但仍然缺乏关于在什么情况下应使用何种治疗的标准与指南。理想的做法是,在选择治疗方法前应综合考虑失禁的原因、伴发疾病、一般情况、手术风险和禁忌证、治疗机制等因素，分阶段性治疗并评估疗效。严重大便失禁患者仍缺乏有效的治疗方法，需要开发更多的新疗法并进行临床试验。

（译者：郭修田，审校：董青军）

 参考文献

1. Nelson RL. Epidemiology of fecal incontinence. Gastroenterology. 2004; 126(1 Suppl 1): S3–7.

2. Ho YH, Muller R, Veitch C, Rane A, Durrheim D. Faecal incontinence: an unrecognised epidemic in rural North Queensland? Results of a hospital-based outpatient study. Aust J Rural Health. 2005; 13: 28–34.

3. Madoff RD, Williams JG, Caushaj PF. Fecal incontinence. N Engl J Med. 1992; 326: 1002–1007.

4. Rao SS, American College of Gastroenterology Practice Parameters Committee. Diagnosis and management of fecal incontinence. American College of Gastroenterology Practice Parameters Committee. Am J Gastroenterol. 2004; 99: 1585–1604.

5. Law PJ, Kamm MA, Bartram CI. Anal endosonography in the investigation of fecal incontinence. Br J Surg. 1991; 78: 312–314.

6. Woodfield CA, Krishnamoorthy S, Hampton BS, Brody JM. Imaging pelvic floor disorders: trend toward comprehensive MRI. AJR Am J Roentgenol. 2010; 194: 1640–1649.

7. Barnett JL, Hasler WL, Camilleri M. American Gastroenterological Association medical position statement on anorectal testing techniques: American Gastroenterological Association. Gastroenterology. 1999; 116: 732–760.

8. Madoff RD, Parker SC, Varma MG, Lowry AC. Faecal incontinence in adults. Lancet. 2004; 364: 621–632.

9. Wald A. Fecal incontinence. Curr Treat Options Gastroenterol. 2005; 8: 319–324.

10. Read M, Read NW, Barber DC, Duthie HL. Effects of loperamide on anal sphincter function in patients complaining of chronic diarrhea with fecal incontinence and urgency. Dig Dis Sci. 1982; 27: 807–814.

11. Santoro GA, Eitan BZ, Pryde A, Bartolo DC. Open study of low-dose amitriptyline in the treatment of patients with idiopathic fecal incontinence. Dis Colon Rectum. 2000; 43: 1676–1681.

12. MacLeod JH. Management of anal incontinence by biofeedback. Gastroenterology. 1987; 93: 291–294.

13. Ryn AK, Morren GL, Hallböök O, Sjödahl R. Long-term results of electromyographic biofeedback training for fecal incontinence. Dis Colon Rectum. 2000; 43: 1262–1266.

14. Heymen S, Jones KR, Ringel Y, Scarlett Y, Whitehead WE. Biofeedback treatment of fecal incontinence: a critical review. Dis Colon Rectum. 2001; 44: 728–736.

15. Leroi AM, Dorival MP, Lecouturier MF, Saiter C, Welter ML, Touchais JY, Denis P. Pudendal neuropathy and severity of incontinence but not presence of an anal sphincter defect

may determine the response to biofeedback therapy in fecal incontinence. Dis Colon Rectum. 1999; 42: 762–769.

16. Van Tets WF, Kuijpers JH, Bleijenberg G. Biofeedback treatment is ineffective in neurogenic fecal incontinence. Dis Colon Rectum. 1996; 39: 992–994.

17. Felt-Bersma RJ. Temperature-controlled radiofrequency energy in patients with anal incontinence: an interim analysis of worldwide data. Gastroenterol Rep (Oxf). 2014; 2(2): 121–125.

18. Takahashi-Monroy T1, Morales M, Garcia-Osogobio S, Valdovinos MA, Belmonte C, Barreto C, Zarate X, Bada O, Velasco L. SECCA procedure for the treatment of fecal incontinence: results of five-year follow-up. Dis Colon Rectum. 2008; 51(3): 355–359.

19. Ruiz D, Pinto RA, Hull TL, Efron JE, Wexner SD. Does the radiofrequency procedure for fecal incontinence improve quality of life and incontinence at 1-year follow-up? Dis Colon Rectum. 2010; 53(7): 1041–1046.

20. Vaizey CJ, Kamm MA, Nicholls RJ. Recent advances in the surgical treatment of faecal incontinence. Br J Surg. 1998; 85: 596–603.

21. Altomare DF, La Torre F, Rinaldi M, Binda GA, Pescatori M. Carbon-coated microbeads anal injection in outpatient treatment of minor fecal incontinence. Dis Colon Rectum. 2008; 51(4): 432–435.

22. Fang DT, Nivatvongs S, Vermeulen FD, Herman FN, Goldberg SM, Rothenberger DA. Overlapping sphincteroplasty for acquired anal incontinence. Dis Colon Rectum. 1984; 27(11): 720–722.

23. Young CJ, Mathur MN, Eyers AA, Solomon MJ. Successful overlapping anal sphincter repair. Dis Colon Rectum. 1998; 41(3): 344–349.

24. Halverson AL, Hull TL. Long-term outcome of overlapping anal sphincter repair. Dis Colon Rectum. 2002; 45(3): 345–348.

25. Malouf AJ, Norton CS, Engel AF, Nicholls RJ, Kamm MA. Long term results of overlapping anterior analsphincter repair for obstetric trauma. Lancet. 2000; 355: 260–265.

26. Baxter NN, Bravo Guttierez A, Lowry AC, Parker SC, Madoff RD. Long-term results of sphincteroplasty for acquired fecal incontinence (abstr). Dis Colon Rectum. 2003; 46: A21–22.

27. Bravo Gutierrez A, Madoff RD, Lowry AC, Parker SC, Buie WD, Baxter NN. Long-term results of anterior sphincteroplasty. Dis Colon Rectum. 2004; 47: 727–732.

28. Madoff RD. Surgical treatment options for fecal incontinence. Gastroenterology. 2004; 126: S48–54.

29. Leroi AM, Parc Y, Lehur PA, et al. Efficacy of sacral nerve stimulation for fecal incontinence: results of a multicenter double-blind crossover study. Ann Surg. 2005; 242: 662–669.

30. Tjandra JJ, Chan MK, Yeh CH, Murray-Green C. Sacral nerve stimulation is more effective than optimal medical therapy for severe fecal incontinence: a randomized, controlled study. Dis Colon Rectum. 2008; 51: 494–502.

31. Rosen HR, Urbarz C, Holzer B, Novi G, Schiessel R. Sacral nerve stimulation as a treatment for fecal incontinence. Gastroenterology. 2001; 121: 536–541.

32. Wong MT, Meurette G, Stangherlin P, Lehur PA. The magnetic anal sphincter versus the artificial bowel sphincter: a comparison of 2 treatments for fecal incontinence. Dis Colon Rectum. 2011; 54: 773–779.

33. Brouwer R, Duthie G. Sacral nerve neuromodulation is effective treatment

for fecal incontinence in the presence of a sphincter defect, pudendal neuropathy, or previous sphincter repair. Dis Colon Rectum. 2010; 53: 273–278.

34. Hetzer FH. Fifteen years of sacral nerve stimulation: from an open procedure to a minimally invasive technique. Color Dis. 2011; 13(Suppl 2): S1–4.

35. Matzel KE, Stadelmaier U, Hohenfellner M, Gall FP. Electrical stimulation of sacral spinal nerves for treatment of faecal incontinence. Lancet. 1995; 346: 1124–1127.

36. Douglas JM, Smith LE. Recent concepts in fecal incontinence. Curr Womens Health Rep. 2001; 1: 67–71.

37. Spinelli M, Giardiello G, Arduini A, van den Hombergh U. New percutaneous technique of sacral nerve stimulation has high initial success rate: preliminary results. Eur Urol. 2003; 43: 70–74.

14 藏毛性疾病

李正恩

14.1 概述

藏毛性疾病是一种与毛发相关的慢性炎症性疾病,主要发生在臀部中间的臀裂处,也可能发生在腋窝或腹股沟区域。关于其病因和治疗方式尚存有较多争议。

14.2 病因

过去,藏毛性疾病被认为是一种先天性疾病,是由存在于臀裂中线区域的鳞状上皮诱发炎症所引起。但现今,后天获得性理论更受推崇,藏毛性疾病被认为是由毛发引发的一种异物反应。关于后天性理论,又存在两种假设。其一,这是一种由机体内生毛发所引起的异物反应;其二,认为受双侧臀部自重影响,臀部中央皮肤被牵拉,致使局部皮肤内毛囊扩张并发生感染,感染逐渐扩散至皮下组织并波及毛囊,继而形成慢性炎症[1]。藏毛性疾病多发于15~40岁男性,主要表现为在肛门上方5 cm的臀部中央出现无症状性的小凹或单纯性囊肿,当囊肿周围形成脓肿或蜂窝织炎时,此处会有肿痛及压痛。当疾病进入慢性阶段,会有多种症状表现,比如化脓性窦道形成(图14-1)。

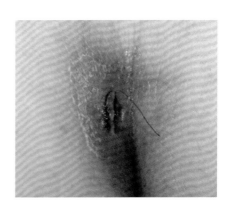

图14-1 藏毛窦

表现为在臀部皮肤处有细小凹洞或窦道,并有毛发藏于其中。

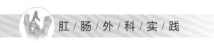

窦道开口于小凹的中央,有时在内部形成窦道分支[2]。

14.3　诊断

　　藏毛性疾病可以通过DRE与肛瘘、化脓性汗腺炎及毛囊炎等起源于肛门的炎性疾病相鉴别。藏毛性疾病的临床表现多样,从急性脓肿形成到伴有持续疼痛、渗出的慢性窦道,都可以通过体格检查来明确。如果已被确诊为藏毛性疾病,那就无须进行特殊的放射性检查,但需要完善X线片及相关血液检查,以便进行术前风险评估。

14.4　治疗

　　慢性藏毛性疾病的治疗方式多样且存有争议,但基本原则都是要彻底清除窦道以防止复发。待创面完全愈合后,需要注意预防复发。

14.4.1　非手术治疗

　　尽管抗生素作用有限,但联合使用抗生素可以改善合并有广泛蜂窝织炎、免疫功能缺陷及全身性疾病患者的炎症情况[3,4]。由于毛囊中的内生毛发引发的异物反应是藏毛性疾病的主要病因,因此激光治疗可以作为主要或辅助治疗手段[5-7]。采用苯酚(1～2 mL 80%苯酚溶液)或纤维蛋白胶注射前,必须将窦道中所有的毛发及碎屑清除干净。注射苯酚的目的是去除肉芽组织,促进腔隙愈合,但苯酚注射可能会引起剧烈疼痛,因此,建议患者住院治疗并制订合适的疼痛管理方案。偶然发现的无症状的藏毛窦不需要预防性手术治疗。

14.4.2　手术治疗

14.4.2.1　切开引流术

　　因疼痛就诊的患者多表现为脓肿或蜂窝织炎。而蜂窝织炎患者又普遍存在伴发皮下脂肪层脓肿的现象。60%的脓肿患者采用简单的切开引流术就可以根治,无须进一步手术,但10%～15%的脓肿患者存在复发风险[8,9]。行切开引流术时,无须搔刮治疗。在炎症急性期,采用切开引流术切除臀沟中线的凹洞并不能对愈合或复发产生影响。

14.4.2.2 局部扩大切除联合一期缝合或袋形缝合术

藏毛性疾病手术的原则是扩大切除病灶以确保清除所有的炎症组织、藏毛囊肿及化脓性窦道。就局部解剖而言,骶尾部没有丰厚的皮肤及皮下组织,扩大切除的创面在缝合后往往愈合困难。如果切除不彻底,又极有可能复发。为了减少伤口愈合过程中的并发症,降低术后复发率,目前已经引入了多种手术方法。笔者单位多采用扩大切除后袋形缝合或开放创面的术式治疗该类疾病。患者在手术前一晚被要求禁食以完善术前肠道准备,但无须灌肠或口服泻剂。手术通常会在蛛网膜下腔阻滞麻醉下采用俯卧折刀位进行(图14-2)。

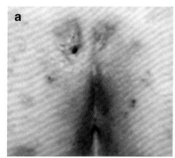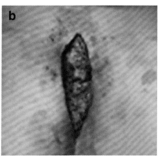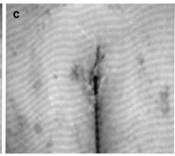

图14-2 扩大切除术治疗藏毛性疾病的术前及术后图示
(a)术前,后正中线处的凹洞及窦道。(b)扩大切除术后创面开放的情况。
(c)术后4周接近上皮化的创面。

手术步骤1:用宽胶带黏附骶骨两侧将臀部向两侧适度牵开,暴露术野。探查窦口,明确有无支管存在。由于亚甲蓝对部分正常组织有染色作用,可用来标记手术切除范围及区域。但要注意,向窦道内推注亚甲蓝时不要用力过猛;切除病灶时,不要过度切除正常组织。事先可用记号笔在体表标记以确定切除范围。

手术步骤2:将骶尾部窦口四周的皮肤椭圆形切除,切除皮肤及皮下组织,直至暴露骶骨筋膜。残留的炎性组织可能是复发的原因,应彻底切除。

手术步骤3:扩大切除后,仔细检查创面有无出血,确保无出血点后用稀释碘伏溶液冲洗创面,再以2-0或3-0可吸收线将创面全层缝合。如果张力过大,对合困难,则可以用可吸收线在创缘行袋形缝合,之后湿敷创面。

术后患者体位一般采用俯卧位或侧卧位,禁食至少6 h。配合术前静脉滴注抗生素及术后口服抗生素3天进行围术期抗感染管理。缝合创面术后1周就可以间隔拆除一半的缝线,术后第2周拆除剩余全部缝线。而湿敷的开放性创面则从术后第5天起每天清洁换药。由于术中出血引发的血肿可能导致感染及伤口破裂,因此必须加强止血,但不建议因预防感染而在腔内留置引流管。开放性创面的愈合时间至少需要2个月,其复发率在0~30%[10]。臀沟内的重生毛发是引起炎症复发的原因,建议每2~3周用电动剃须刀将臀部毛发剃除干净,降低术后复发率。另外,有文献报道,开放性创面采用袋形缝合可以加速愈合进程[11,12]。

14.4.2.3　臀沟抬高术(Bascom手术)

藏毛性疾病是由于内生毛发引起异物反应形成窦道,在1965年时,很少会有医生在去除毛发、引流后只切开中央凹洞区[13]。Bascom的理论认为毛囊引发的炎症反应才是形成窦道的主要原因,应将其彻底清除。因此,具体手术方式需根据炎症的程度及病情而异。手术可在门诊采用局部麻醉完成。慢性炎症期,在中线处切除深部的毛囊,切除时要附带2~4 mm的正常组织。然后,在中线切口或左或右大概一个指节的地方再作一个切口,两切口间贯通后用纱布反复牵扯摩擦去除隐藏毛发及肉芽组织,并切除其中所有探查到的窦道,外侧的切口不用缝合[10]。通常其术后复发率为10%~15%,但在复发群体中,80%的患者再次采用该手术方法后可以治愈[10,14,15]。

14.4.2.4　皮瓣转移术

皮瓣转移术的优势在于切除所有窦道和感染的皮下组织后,可以利用周围的健康组织即刻进行无张力缝合。由于切除范围广,复发率也相对较低。一般可根据皮瓣的形状分类应用,包括Z形瓣[16]、V-Y瓣[17,18]、菱形瓣[19]、臀大肌肌皮瓣[20]等。皮瓣转移术后可能出现血肿、感染及脓肿等并发症。较常规手术而言,皮瓣转移术创面愈合时间可以缩短2~3周,复发率介于4%~38%之间[20,21]。

藏毛性疾病复发的病理生理过程与原发性疾病相似,治疗方式取决于疾病所处的急慢性期、病变的大小、既往手术方式等。但需要注意的是,如果长期复发的藏毛性疾病不加以治疗,则有0.1%的患者会进展为鳞状细胞癌。癌症多采用广泛切除联合放、化疗的治疗方式,但愈后较差[22]。

14.5　小结

　　藏毛性疾病是一种与毛发相关的慢性炎症性疾病，主要发生在臀裂处，也可发生在腋窝及腹股沟区域。对于其病因以及包括广泛切除、一期缝合与开放性创面在内的治疗方式的讨论，仍存有争议。

（译者：陶晓春、姚一博，审校：郑德）

 参考文献

1. Karydakis GE. The etiology of pilonidal sinus. Hellenic Arm Forc Med Rev. 1975; 7: 411–416.

2. Hull TL, Wu J. Pilonidal disease. Surg Clin N Am. 2002; 82: 1169–1185.

3. Hanley PH. Acute pilonidal abscess. Surg Gynecol Obstet. 1980; 150: 9–11.

4. Nelson J, Billingham R. Pilonidal disease and hidradenitis suppurativa. In: Wolff BG, Fleshman JW, Beck DE, et al., editors. The ASCRS textbook of colon and rectal surgery. New York: Springer; 2007. p. 228–235.

5. Lukish JR, Kindelan T, Marmon LM, et al. Laser epilation is a safe and effective therapy for teenagers with pilonidal disease. J Pediatr Surg. 2009; 44: 28205.

6. Conroy FJ, Kandamany N, Mahaffey PJ. Laser depilation and hygiene: preventing recurrent pilonidal sinus disease. J Plast Reconstr Aesthet Surg. 2008; 61: 1069–1072.

7. Schulze SM, Patel N, Hertzog D, et al. Treatment of pilonidal disease with laser epilation. Am Surg. 2006; 72: 534–537.

8. Jensen SL, Harling H. Prognosis after simple incision and dreainage for a first-episode acute pilonidal abscess. Br J Surg. 1988; 75: 60–61.

9. Webb PM, Wysocki AP. Does pilonidal abscess heal quicker with off-midline incision and drainage? Tech Coloproctol. 2011; 15: 179–183.

10. Bascom J. Pilonidal disease: origin from follicles of hairs and results of follicle removal as treatment. Surgery. 1980; 87(5): 567–572.

11. Oncel M, Kurt N, Kement M, et al. Excision and marsupialization versus sinus excision for the treatment of limited chronic pilonidal disease; a prospective randomized trial. Tech Coloproctol. 2002; 6: 165.

12. Al-Hassan HK, Francis IM, Neglen P. Primary closure or secondary granulation after excision of pilonidal sinus? Acta Chir Scand. 1990; 156: 695–699.

13. Lord PH, Millar DM. Pilonidal sinus: a simple treatment. Br J Surg. 1965; 52: 298–300.

14. Mosquera DA, Quayle JB. Bascom's operation for pilonidal sinus. J R Soc Med. 1995; 88(1): 45–46.

15. Senapati A, Cripps NP, Thompson MR. Bascom's operation in the day-surgical management of symptomatic pilonidal

sinus. Br J Surg. 2000; 87(8): 1067−1070.

16. Mansoory A, Dickson D. Z-plasty for treatment of disease of the pilonidal sinus. Surg Gynecol Obstet. 1982; 155(3): 409−411.

17. Schoeller T, Wechselberger G, Otto A, Papp C. Definite surgical treatment of complicated recurrent pilonidal disease with a modified fasciocutaneous V-Y advancement flap. Surgery. 1997; 121(3): 258−263.

18. Dýlek ON, Bekereciodlu M. Role of simple V-Y advancement flap in the treatment of complicated pilonidal sinus. Eur J Surg. 1998; 164(12): 961−964.

19. Milito G, Cortese F, Casciani CU. Rhomboid flap procedure for pilonidal sinus: results from 67 cases. Int J Color Dis. 1998; 13(3): 113−115.

20. Rosen W, Davidson JS. Gluteus maximus musculocutaneous flap for the treatment of recalcitrant pilonidal disease. Ann Plast Surg. 1996; 37: 293−297.

21. Solla JA, Rothenberger DA. Chronic pilonidal disease. An assessment of 150 cases. Dis Colon Rectum. 1990; 33: 758−761.

22. de Bree E, Zoetmulder FAN, Christodoulakis M, et al. Treatment of malignancy arising in pilonidal disease. Ann Surg Oncol. 2001; 8: 60−64.

15 化脓性汗腺炎

李正恩

15.1 概述

化脓性汗腺炎是顶泌汗腺的一种慢性复发性炎症,但准确地说,它始于毛囊皮脂腺的毛囊位置。它最常发生在腋窝,也可发生在臀部、会阴、腹股沟区和乳房[1](图15-1)。该病明确的病因尚不清楚,但当大汗腺被残留的角蛋白阻塞和扩张时,就会发生炎症,大汗腺因感染溃破向周围扩散,形成脓肿或局部小凹陷,然后出现继发窦道,病变逐渐向真皮层及皮下组织延伸。如果不及时治疗,就会变成慢性炎症,并出现皮肤褶皱样瘢痕,导致患者生活质量下降。与其他一般脓肿相比,炎症常发生于皮肤深处,并沿皮下脂肪层横向扩散,抗生素治疗的效果不佳[2]。

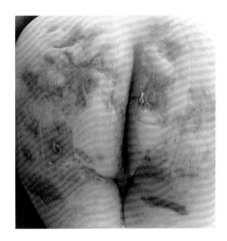

图15-1 化脓性汗腺炎

化脓性汗腺炎多表现为多发性炎性病灶及瘢痕,可累及臀部及肛周区域。

15.2 病因

化脓性汗腺炎的病因被认为是汗腺或导管闭塞,但根本原因尚不清楚。常见于16~40岁的年轻患者,以女性居多,男性则多见于肛周及生殖器区[3]。1/3

的患者有家族史,已知病因有:肥胖、痤疮、个人卫生状况差、多汗症,有报道与吸烟或内分泌异常,如雄激素过多、孕激素不足有关[4]。对于女性,症状在绝经后可改善,但对男性而言,随年龄增长症状可持续进展[5-7]。

15.3 诊断

根据炎症的类型、复发情况、慢性发作的特点及发作的部位等因素可以较容易明确诊断,但需通过体格检查与其他感染性肛门疾病,如肛瘘、克罗恩病、结核性感染、藏毛性疾病、皮脂腺囊肿感染等进行鉴别。如果化脓性汗腺炎长期发作而不治疗,可引起贫血、低蛋白血症、周围盆腔脏器瘘等并发症,个别还可继发鳞状细胞癌[2,8,9]。有报道认为该病与克罗恩病有关,有时很难区分两者,在完成常规的实验室检查后,也可通过结肠镜检查做病理活检。如果克罗恩病被误认为化脓性汗腺炎并进行了手术治疗,可能导致切口反复不愈[10,11]。

临床上常常使用Hurley分类法来评估疾病程度[12]。

Ⅰ期:单个或多发性脓肿形成,无窦道和瘢痕。

Ⅱ期:复发性脓肿,伴有窦道形成和瘢痕,单个或多个广泛分离的病灶。

Ⅲ期:弥漫性或近弥漫性受累,或整个区域有多个相互连接的管道和脓肿。

Hurley分期中,Ⅰ期最常见,约68%;Ⅱ期约28%;Ⅲ期在5%以内[13]。

15.4 治疗

化脓性汗腺炎临床表现多样,没有单一的治疗方法可以完全治愈。早期保守治疗可减轻疼痛,改善不适症状。保持皮肤卫生是必不可少的,多洗手,并避免使用可能造成皮肤破损的刺激性物质。最终,在出现严重炎症或症状反复发作的情况下,就需要手术治疗。

15.4.1 药物治疗

药物治疗包括抗生素治疗、激素治疗和免疫抑制剂治疗。在急性期,治疗目的是消除包括疼痛在内的不适症状,保持患处清洁,避免食用乳制品,减少糖分摄入以减轻体重。在抗生素治疗方面，主要使用头孢菌素、红霉素等口服抗生素，对葡萄球菌、链球菌、大肠杆菌等均有效。六氯苯、聚维酮碘和外用克林霉素等外用抗菌药物也被用来治疗化脓性汗腺炎[14,15]。但长期使用抗生素对化脓性汗腺炎的预防和治疗并无帮助[16]。治疗痤疮的药物，比如异维甲酸（13-顺式视黄酸）或类固醇的使用可改善症状，雄激素制剂可减少雄激素的产生[17-19]。免疫抑制剂，如环孢素，和放射治疗也有一定疗效，但尚无确切疗效的报道。因此，治疗时应考虑免疫抑制的不良反应[20,21]。TNF-α抑制剂和阿达木单抗对化脓性汗腺炎也有治疗作用。

15.4.2 手术治疗

慢性、复发性和严重的化脓性汗腺炎需要手术治疗，关于手术方式存在很大争议，具体方式因病变的位置、程度和病程而异[22]。

15.4.2.1 切开引流术及去顶术

可以快速有效缓解急性期症状，但多数患者在3个月内复发。该手术应在疼痛严重的情况下进行，在急性炎症消退后需要二次手术[23]。

15.4.2.2 窦道切开去顶，切缘袋形缝合

用探针探查窦道，切开窦道，扩大创面并刮除肉芽组织，争取创面二期愈合[6]。切缘袋形缝合的目的是加速愈合。当创面较大时，袋形缝合有利于创面快速愈合，但复发率较高，需要术后有效的创面管理[24,25]。

15.4.2.3 局部切除或广泛切除

小病灶可在局部麻醉下手术切除，但广泛切除需在蛛网膜下腔阻滞麻醉下进行，手术体位采用俯卧折刀位。对于小病灶，局部切除后可一期缝合，患者满意度较高，但感染的风险较高[26]。对于广泛切除，如果切除范围包括窦道下方的正常脂肪组织，伤口愈合可能需要较长的时间，因此，沿窦道切开切除炎症区，然后清除肉芽组织，保留基底的上皮组织[27]。皮肤移植或皮瓣覆盖切除的伤口具有较高的感染风险[28]。术后每天用稀释碘伏溶液湿敷伤口，创面出血或者感染会导致切口愈合时间延长[14]。广泛切除后复发不应视为治疗失败，而是疾病的特点导致的[29,30]。

15.5　复发

切开引流可以立即缓解疼痛,但多数会复发,需要再次手术。广泛切除的复发率从17%～67%不等,由于疾病的炎症程度和病程的不同,很难进行准确的比较[6,31-33]。Mehdizadeh等报道,广泛切除(13%)比局部切除(22%)或切开去顶(27%)复发率低[34]。据报道炎症范围广、病灶分散、一期缝合者,术后复发率更高[35]。

15.6　小结

化脓性汗腺炎是顶泌汗腺的一种慢性复发性炎症,但准确地说,它始于毛囊皮脂腺的毛囊位置。它最常发生在腋窝,也可以发生在臀部、会阴、腹股沟区和乳房。化脓性汗腺炎临床表现多样,没有单一的治疗方法可以完全治愈。慢性、复发性和严重的化脓性汗腺炎需要手术治疗。

(译者: 张强,审校: 姚一博)

 参考文献

1. Patil S, Apurwa A, Nadkarni N, Agarwal S, Chaudhari P, Gautam M. Hidradenitis Suppurativa: inside and out. Indian J Dermatol. 2018; 63(2): 91-98.

2. Mitchell KM, Beck DE. Hidradenitis suppurativa. Surg Clin North Am. 2002; 82: 1187-1197.

3. Brown TJ, Rosen T, Orengo IF. Hidradenitis supurativa. South Med J. 1998; 91: 1107-1114.

4. König A, Lehmann C, Rompel R, Happle R. Cigarette smoking as a triggering factor of hidradenitis suppurativa. Dermatology. 1999; 198(3): 261-264.

5. Mortimer PS, Dawber R{, Gales MA, et al. Medication of hidradenitis suppurativa by androgens. Br Med J 1986; 292: 245-248.

6. Wiltz O, Scoetz DJ, Murray JJ, et al. Perianal hidradenitis suppurativa. The lahey Clinic Experience. Dis Colon Rectum. 1990; 33: 731-734.

7. Stellon AJ, Wakeling M. Hidradenitis suppurativa associated with use of oral contraceptives. BMJ. 1989; 298(6665): 28-29.

8. Perez-Diaz D, Calvo-Serrano M, Martinez-Hijosa E, et al. Squamous cell carcinoma complicating perianal hidradenitis suppurativa. Int J Color Dis. 1995; 10: 225-228.

9. Pérez-Diaz D, Calvo-Serrano M, Mártinez-Hijosa E, Fuenmayor-Valera L, Muñoz-Jiménez F, Turégano-Fuentes F, Del Valle E. Squamous cell car-cinoma complicating perianal hidradenitis suppurativa. Int J Color Dis. 1995; 10(4): 225–228.

10. Burrows NP, Jones RR. Crohn's disease in association with hidradenitis suppurativa. Br J Dermatol. 1992; 126(5): 523.

11. Gower-Rousseau C, Maunoury V, Colombel JF, Coulom P, Piette F, Cortot A, Paris JC. Hidradenitis suppurativa and Crohn's disease in two families: a significant association? Am J Gastroenterol. 1992; 87(7): 928.

12. Hurley H. Axillary hyperhidrosis, apocrine bromhidrosis, hidradenitis suppurativa, and familial benign pemphigus: surgical approach. In: Roenigh RRH, editor. Dermatologic surgery. New York: Marcel Dekker; 1989. p. 729–739.

13. Canoui-Poitrine F, Revuz JE, Wolkenstein P, et al. Clinical characteristics of a series of 302 French patients with hidradenitis suppurativa, with an analysis of factors associated with disease severity. J Am Acad Dermatol. 2009; 61: 51–57.

14. Thornton JP, Abcarian H. Surgical treatment of perianal and perineal hidradenitis suppurativa. Dis Colon Rectum. 1978; 21: 573–577.

15. Clemmensen OJ. Topical treatment of hidradenitis suppurativa with clindamycin. Int J Dermatol. 1983; 22(5): 325–328.

16. Culp CE. Chronic hidradenitis suppurativa of the anal canal. A surgical skin disease. Dis Colon Rectum. 1983; 26(10): 669–676.

17. Rubin RJ, Chinn BT. Perianal hidradenitis suppurativa. Surg Clin North Am. 1994; 74: 1317–1125.

18. Brown CF, Gallup DG, Brown VM. Hidradenitis suppurativa of the anogenital region: response to isotretinoin. Am J Obstet Gynecol. 1988; 158(1): 12–15.

19. Hogan DJ, Light MJ. Successful treatment of hidradenitis suppurativa with acitretin. J Am Acad Dermatol. 1988; 19(2. Pt 1): 355–356.

20. Sawers RS, Randall VA, Ebling FS. Control of hidradenitis suppurativa in women using combined antiandrogen(ciproterone acetate) and oestrogen therapy. Br J Dermatol. 1986; 115: 269–274.

21. Gupta AK, Ellis CN, Cooper KD, Nickoloff BJ, Ho VC, Chan LS, Hamilton TA, Tellner DC, Griffiths CE, Voorhees JJ. Oral cyclosporine for the treatment of alopecia areata. A clinical and immunohistochemical analysis. J Am Acad Dermatol. 1990; 22: 242–250.

22. Janse I, Bieniek A, Horváth B, Matusiak Ł. Surgical procedures in hidradenitis suppurativa. Dermatol Clin. 2016; 34(1): 97–109.

23. Mehdizadeh A, Hazen PG, Bechara FG, Zwingerman N, Moazenzadeh M, Bashash M, Sibbald RG, Alavi A. Recurrence of hidradenitis suppurativa after surgical management: a systematic review and meta-analysis. J Am Acad Dermatol. 2015; 73(5 Suppl 1): S70–77.

24. Kohorst JJ, Baum CL, Otley CC, Roenigk RK, Schenck LA, Pemberton JH, Dozois EJ, Tran NV, Senchenkov A, Davis MD. Surgical management of hidradenitis suppurativa: outcomes of 590 consecutive patients. Dermatol Surg. 2016; 42(9): 1030–1040.

25. Danby FW. Commentary: unroofing for hidradenitis suppurativa, why and how. J Am Acad Dermatol. 2010; 63(3): 481.e1–3.

26. van Rappard DC, Mooij JE, Mekkes JR. Mild to moderate hidradenitis suppurativa treated with local excision and primary closure. J Eur Acad Dermatol Venereol.

2012; 26(7): 898–902.

27. Brown SC, Kazzazi N, Lord PH. Surgical treatment of perineal hidradenitis suppurativa with special reference to recognition of the perianal form. Br J Surg. 1986; 73: 987–990.

28. Rompel R, Petres J. Long-term results of wide surgical excision in 106 patients with hidradenitis suppurativa. Dermatol Surg. 2000; 26(7): 638–643.

29. Burney RE. 35-year experience with surgical treatment of hidradenitis suppurativa. World J Surg. 2017; 41(11): 2723–2730.

30. Posch C, Monshi B, Quint T, Vujic I, Lilgenau N, Rappersberger K. The role of wide local excision for the treatment of severe hidradenitis suppurativa (Hurley grade III): retrospective analysis of 74 patients. J Am

Acad Dermatol. 2017; 77(1): 123–129.

31. Menderes A, Sunay O, Vayvada H, Yilmaz M. Surgical management of hidradenitis suppurativa. Int J Med Sci. 2010; 7(4): 240.

32. Banerjee AK. Surgical treatment of hidradenitis suppurativa. Br J Surg. 1992; 79: 863–866.

33. Wilta O, Schoetz KJ Jr, Murray JJ, Roberts PL, Coller JA, Weidenheimer MC. Perianal hidradenitis suppurativa. The Lahey Clinic experience. Dis Colon Rectum. 1990; 33: 73–74.

34. Mehdizadeh A, Jazen PG, Bechara FG, et al. Recurrence of hidradenitis suppurativa after surgical management a systematic review and meta-analysis. J Am Acad Dermatol. 2015; 73(5.)(Suppl): S70–77.

35. Watson JD. Hidradenitis suppurativa-a clinical review. Br J Plast Surg. 1985; 38: 567–569.

16 尖锐湿疣

刘尚花

16.1 概述

尖锐湿疣是肛门直肠部位最常见的性传播疾病，是由人乳头瘤病毒（human papilloma virus, HPV）感染引起的。可导致泌尿生殖道和肛门部位感染的HPV有40多种，依其恶变潜能可分为两种亚型：高危HPV亚型（HPV-16，HPV-18，HPV-33，HPV-53，HPV-56，HPV-58，HPV-61）和低危HPV亚型，大多数肛门疣（90%）是由低危HPV亚型6和11引起的[1-3]。众所周知，HPV通过性传播（尤其是肛交），但在临床中经常会遇到与性交无关的病例。生殖器附近的尖锐湿疣具有高度传染性，单次性接触即有约50%感染机会，多数患者在性交后2～3个月出现皮损。

大多数情况下，病情在6～10个月潜伏期后开始进展，但有些病例在几年内仍处于亚临床状态，因此难以确定感染途径。另一方面，据报道，大多数HPV感染会在1～2年内被自身免疫系统清除，大约90%的感染会在5年后完全治愈[4,5]。

疣状病变可在肛周皮肤和肛管内单发或多发（图16-1）。初期表现为有光泽的小丘疹，但随着时间的推移，丘疹聚集形成浆果样或鸡冠样（图16-2）。

这些乳头样组织质脆，易溃烂，并伴有分泌物，有时因肛门瘙痒搔抓而引起出血。

观察肛周皮肤及肛管，或行肛门镜检查，很容易诊断尖锐湿疣。若病变呈非典型状态，如色素沉着、质硬向深部固定、合并出血，或有上皮内、浸润性鳞状细胞癌（图16-3），需行活检。

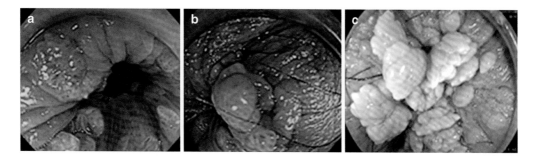

图16-1　疣状病变

（a）肛周皮肤孤立性疣。（b）肛周皮肤的多发疣。（c）肛周皮肤和肛管内的多发疣。

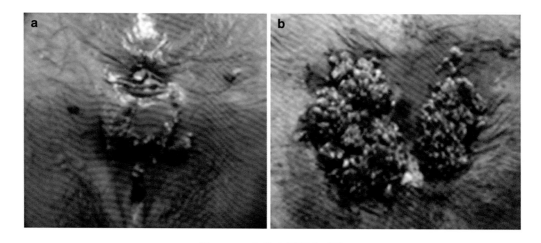

图16-2　各种尖锐湿疣形状

（a）早期，肛周皮肤出现小丘疹。（b）随着时间的推移，丘疹聚集并形成浆果样或鸡冠样。

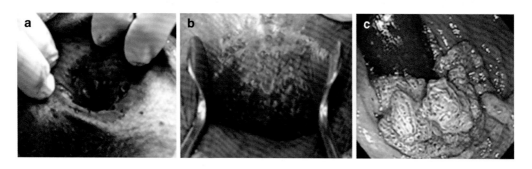

图16-3　非典型尖锐湿疣

（a）有色素沉着的尖锐湿疣。（b）尖锐湿疣质硬向深部固定。（c）上皮内、浸润性鳞状细胞癌。

16.2 治疗

应指导患者在治疗期间不要发生性行为，以免传染或再次感染，如有可能，应建议其伴侣一起检查和治疗。治疗的重点是局部去除疣，而不是治疗感染。在选择治疗之前应考虑多个因素，例如疣的位置、程度和患者的意愿。

16.2.1 药物治疗

16.2.1.1 咪喹莫特乳膏

自2010年以来，咪喹莫特乳膏用于治疗12岁以上患者的外生殖器疣。咪喹莫特是一种有效的免疫调节剂，可刺激免疫应答，治愈病变。但对于怀孕、哺乳或免疫抑制患者，或病灶位于阴道、宫颈、直肠或肛管内的患者，其安全性和有效性尚未评估，故临床应用有限。主要的不良反应有瘙痒、烧灼感、疼痛或皮肤溃疡，一些患者会伴有全身不良反应，如头痛、肌肉酸痛或乏力。考虑到这些全身不良反应，临床常选用3.75%浓度的乳膏[6,7]。

16.2.1.2 大剂量西咪替丁

大剂量西咪替丁具有免疫调节作用。它通过抑制T细胞上的H2受体功能，并刺激激活自然杀伤（NK）细胞和辅助性T细胞，这些由细胞介导的免疫细胞可破坏病毒[8,9]。

服药6~8周，每天2~3次，剂量为25~40 mg/kg，结果对80%的患者有效。但是据报道，这种治疗方法在13项成人研究中无效，因此，大剂量西咪替丁可视作儿童尖锐湿疣的治疗方法，可与其他标准疗法结合应用。

16.2.1.3 鬼臼毒素

鬼臼毒素可抑制细胞分裂并使尖锐湿疣在2天内坏死。0.15%的鬼臼毒素乳膏或凝胶，每天使用2次，连用3天，然后间隔4天，此疗程最长可使用4周。在一些患者中，会出现局部不良反应，如瘙痒、刺痛或皮肤烧灼感。其成功率为62.2%，复发率为55%[6,10]。

16.2.1.4 赛儿茶素

赛儿茶素是植物药。其作用机制尚未公布，但被认为是通过抑制细胞发育和加速释放细胞因子达到治疗目的。使用15%的赛儿茶素乳膏4个月，每周3

次,疗效与其他局部用药相似,治愈率54.9%,复发率6.5%。据报道,其很少出现诸如皮肤烧灼感等局部不良反应[11]。

16.2.1.5　三氯乙酸

三氯乙酸是一种可以烧灼尖锐湿疣的强腐蚀性化学物质。应注意不要涂抹在病灶周围的健康皮肤组织上,也不建议用于治疗肛管内尖锐湿疣。其治愈率高达70%~81%,但复发率同样也高达36%[12]。

16.2.2　手术治疗

手术切除是尖锐湿疣最古老,也是最有效的治疗方法,其治愈率为94%。此外,它既可以应用于肛周尖锐湿疣,也可以应用于阴道内、宫颈、直肠或肛管内的尖锐湿疣。小病灶可结合电切,使用方便,然而,手术后会留下瘢痕,复发率也高。

16.3　预防

就目前看,尖锐湿疣还没有理想的治疗方法,因此,预防是最好的治疗方法。2006年,首个针对9~29岁女性的四价人乳头瘤病毒(HPV 6、11、16、18)疫苗上市[13,14]。许多研究报道,通过接种疫苗的血清转化率超过97.5%,这一比例远高于自身免疫系统的血清转化率(54%~67%)。因此,建议接种疫苗,可有效预防尖锐湿疣[15]。

16.4　小结

尖锐湿疣是由HPV感染引起的,是发生在肛门直肠部位最常见的性传播疾病。治疗的重点是局部去除疣,而不是治疗感染。在选择治疗方法之前应综合考虑各项因素。

（译者：蒋伟冬、尹璐,审校：杜鹏）

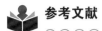 **参考文献**

1. Human papilloma viruses. In: IARC monographs on the evaluation of carcinogenic risks to human, vol. 90. Lyon: International Agency for Research on Cancer; 2007. p. 209−222.

2. Anic GM, Lee JH, Stockwell H, et al. Incidence and human papillomavirus (HPV) type distribution genital warts in a multinational cohort of men: the HPV in men study. J Infect Dis. 2011; 204: 1886−1892.

3. Sturegard E, Johansson H, Ekstrom J, Hasson BG, Johnsson A, Gustafsson E, Dillner J, Forslund O. Human papillomavirus typing in reporting condyloma. Sex Transm Dis. 2013; 40: 123−129.

4. Elfgren K, Kalantari M, Moberger B, Hagmar B, Dillner J. A population-based five-year follow-up study of cervical human papillomavirus infection. Am J Obstet Gynecol. 2000; 183: 561−567.

5. Massad LS, Xie X, Darragh T, et al. Genital warts and vulvar intraepithelial neoplasia: natural history and effects of treatment and human immunodeficiency virus infection. Obstet Gynecol. 2011; 118: 831−839.

6. Edwards A, Atma-Ram A, Thin RN. Podophyllotoxin 0.5% v. podophyllin 20% to treat penile warts. Genitourin Med. 1988; 64: 263−265.

7. Chuang Chi-Mu, Monie A, Hung Chien-fu, Wu T-C. Treatment with Imiquimod enhances antitumor immunity induced by therapeutic HPV DNA vaccination. J Biomed Sci. 2010; 17: 31−40.

8. Chang Ook Park, Kee Yang Chung, Woo Gil Chung. Treatment of verruca plana with high dose cimetidine therapy. Korean J Dermatol. 2005; 43(4): 475−479.

9. Dasher DA, Burkhart CN, Morrell DS. Immunotherapy for childhood warts. Pediatr Ann. 2009; 38(7): 373−379.

10. Lacey CJN, Goodall RL, Rangarson Tennvall G, Maw R, Kinghorn GR, Fisk PG, Barton S, Byren I. Randomised controlled trial and economic evaluation of podophyllotoxin solution, podophyllotoxin cream, and podophyllin in the treatment of genital warts. Sex Transm Infect. 2003; 79: 270−275.

11. Tatti S, Stockfleth E, Beutner KR, Tawfik K, Elsasser U, Weyrauch P, Mescheder A. Polyphenon E: a new treatment for external anogenital warts. Br J Dermatol. 2010; 162: 176−184.

12. Abdullah AN, Walzman M, Wade A. Treatment of external genital warts comparing cryotherapy (liquid nitrogen) and trichloroacetic acid. Sex Transm Dis. 1993; 20: 344−345.

13. Markowitz LE, Dunne EF, Saraiy M, et al. Human papillomavirus vaccination: recommendation of the Advisory Committee on Immunization Practices. MMWR Morb Mortal Wkly Rep. 2014; 63(RR-05): 1−30.

14. Petrosky E, Bocchini JA Jr, Hariri S, et al. Use of 9-valent human papillomavirus (HPV) vaccine: updated HPV vaccination recommendations of the Advisory Committee on Immunization Practices. MMWR Morb Mortal Wkly Rep. 2015; 64: 300−304.

15. Block SL, Nolan T, Sattler C, Barr E, Giacoletti KE, Marchant CD, Castellsagué X, Rusche SA, Lukac S, Bryan JT, Cavanaugh PF Jr, Reisinger KS. Protocol 016 Study Group.: Comparison of immunogenicity and reactogenicity of a prophylactic quadrivalent human papillomavirus (types 6,11,16 and 18) L1 virus-like particle vaccine in male and female adolescents and young adult women. Pediatrics. 2006; 118: 2135−2145.